CÓMO MENTAR MADRES CON ESTRATEGIA

UN LIBRO DE INTELIGENCIA EMOCIONAL

CHETTA

INTRODUCCIÓN

Con este libro no pretendo tener la verdad absoluta, (creo que nadie la podría tener), solo deseo transmitirte algo que descubrí primero para mí, al comprender muchos conceptos, no solo con la lógica (como solía hacerlo cuando era abogada) sino equilibrando con el corazón.

Al aplicarlos fui testigo de cómo cambió impresionantemente mi sentir, lo que produjo un cambio en mi cuerpo (al bajar de peso), en mi actitud (al ser más empática, amable y optimista), en mi ser (al confiar en mí, en Dios, en los tiempos perfectos), y en mis resultados y productividad.

Todo ello me ha permitido ejercer el perdón, la alegría y el gozo desde una perspectiva más profunda y responsable (aunque no hayan ocurrido las cosas como yo hubiera querido), y disfrutar enormemente la vida "tal cual es", y lo más importante sentirme productiva, útil y "en paz".

El haber platicado con tantas personas en todos estos años encontré como común denominador, que traemos programaciones donde se nos enseñó que para ser valientes no había que tener miedo, que había que controlar nuestros enojos, que trabajáramos en el mal carácter para mejorar, que llorar era de débiles, y que los sentimientos y las emociones eran lo mismo y nos afectaba para lograr nuestros objetivos, y que invertir un espacio para revisar lo que sentimos era una pérdida de tiempo y ¡nada de esto es cierto!

De hecho, creerlo es lo que ha generado tantos resentidos sociales, que sacan en las calles su basura con violencia, y estoy convencida que si aprendemos a vaciar nuestras frustraciones prudentemente, cambiaríamos mucho de la violencia social que actualmente vivimos.

Mi objetivo es mostrar una herramienta estratégica que apoye a las personas "a sanar" y soltar aquellos sentimientos que no funcionan, pero que aún guardamos en lo profundo de nuestro ser, y que se activan periódicamente al rozar viejas heridas, y generar posterior a ello estrategias de higiene emocional continua.

Así que si te identificas con alguna de estas frases mencionadas, este es un libro para ti, solo te invito a que "no" lo leas solo con la lógica y la razón, ni de manera literal, busca entender con el corazón el sentido de lo que te quiero transmitir.

Y si algo no te gusta, no estas de acuerdo, o consideras estoy equivocada, sigue leyendo hasta el final, quédate y practica aquello que sí creas útil. Muchas veces enjuiciamos con la mente aquello que en el fondo nos da miedo aceptar para evolucionar en amor y salir de la zona mediocre de confort.

Todos producimos basura emocional, pero ésta no se tira en cualquier lugar. Aprende en este libro ¿cómo sacarla prudentemente "mentando madres con estrategia"?, a eso le llamo higiene emocional.

¡Qué disfrutes esta lectura, tanto como yo el compartírtela!

ÍNDICE

Agradecimientos	ix
Prólogo	1
CAPÍTULO 1: ACLARANDO CONCEPTOS BÁSICOS.	5
R E C O N O C E R	17
TEORÍA DEL EFECTO RESORTE	28
CAPÍTULO 2: LO QUE NO SABÍAS DE LAS EMOCIONES EN LA HISTORIA.	39
CAPÍTULO 3: EMOCIÓN CONTRA SENTIMIENTO. AMATEE, 6 EMOCIONES DE LAS QUE NADIE PUEDE ESCAPAR.	59
A = AMOR	83
M = MIEDO	90
A = ALEGRÍA	97
T = TRISTEZA	106
E = ENOJO	114
E = ENVIDIA	120
SOLTANDO EL CONTROL	123
CAPÍTULO 4: CÓMO SACAR LA BASURA EMOCIONAL PRUDENTEMENTE, TÉCNICAS Y ESTRATEGIA.	129
LA FÓRMULA	144
LA TAREA	157
MI RECONOCIMIENTO	160
SEMBLANZA	163
TESTIMONIOS	165

AGRADECIMIENTOS

A Dios, a mi Madre, a mi Padre, a mis 2 hermosas Hijas y a Ti que estás leyendo este libro y confías en mi trabajo... ¡SIMPLEMENTE GRACIAS!

Ya son más de 10 años en cursos, conferencias, pláticas, coaching y sesiones individuales, donde he sido testigo de asombrosos y grandiosos resultados. A cada uno de mis maestros y maestras de quienes he aprendido, y a todos los que de alguna forma han confiado en mis palabras, me han escuchado y tomaron a bien mis explicaciones y sugerencias, infinitas gracias, porque sin sus experiencias y logros, no me hubiese animado a escribir y compartir en este libro *lo que he visto, ha sido útil y favorable en todos ustedes*. El mérito también es suyo, así que:

¡GRACIAS, GRACIAS, GRACIAS!

Tendría de alguna manera que agradecerle también a la vida, por esta lección mundial con la pandemia 2020, que nos hizo vivir un silencio general y nos obligó a reconocer (aunque no quisiéramos), lo que traíamos de lección en cada área mostrándonos la importancia de atender nuestras emociones, para restablecer o mantener, y verlo como algo importante para conectar con nosotros mismos y nuestras áreas de oportunidad, y así ser empáticos con los demás y con la Tierra entera.

¡A LA VIDA, INFINITAS GRACIAS POR SIEMPRE SER UNA MAGNÍFICA MAESTRA!

PRÓLOGO

Tema matón, llegador y desgarrador el título de este libro, y me da mucho gusto que se compartan libros emocionales y más en esta época de cuarentena que hemos estado viviendo. Aquel o aquella que niegue que no ha tenido ganas de mentar madres, que no ha estado emperrado ante una situación incómoda o molesta, ya sea por el infortunio de amar a quien no te ama, o darse cuenta que la gente no es, ni actúa, ni va a ser como yo quiero, o simplemente caer en el victimismo de tirarse al piso para que lo recojan, sin enojarse o frustrarse, que levante la mano.

Es casi imposible decir: Siempre estoy a gusto, muy tranquilo o tranquila.

Tal vez no hayas estado desesperado, ni demasiado ansioso, pero incluso ante esta cuarentena ha sido difícil adaptarse, y puede que haya gente a tu alrededor que está hasta la madre y a punto del colapso, o no anda de buen humor y genera acciones que no te gustan o desesperan.

. . .

¿Qué haces con eso?

Requerir paciencia, prudencia y entendimiento, no quiere decir que no sientas; y la verdad es que no hemos generado buenos hábitos, y batallamos con eso que sentimos sin saber qué hacer, para no embarrarnos de lo de los demás o embarrar o salpicar a los de junto.

Pero lo he dicho frecuentemente con mi audiencia, es difícil pero no imposible manejar a las locas de la casa, que son la mente y las emociones.

La gente sí cambia, es una realidad, analiza si mereces seguir en el papel de la víctima eterna, y resérvate el derecho de admisión de lo que no te hace sentir bien, ni te beneficia; hay que saber soltar y perdonar, pero no de cualquier forma, ni mucho menos lastimando a los demás; por eso estoy de acuerdo cuando Chetta nos dice que la basura no se tira en cualquier lugar, y que hay que bañarse emocionalmente de forma periódica.

Una de mis frases matonas que hasta convertí en un libro es: "Ya supéralo, te adaptas, te amargas, o te vas". Así creo que este libro te presenta una herramienta prudente para manejar lo que sientes, adaptarte y no amargarte en la vida. Checa y analiza bien qué emoción merece tu tiempo y qué sentimiento no, crece, evoluciona y decide.

. . .

La vida es para tomar decisiones, pero el peor momento para tomar decisiones es cuando estamos frustrados; nadie dijo que la vida era fácil y a todos, la vida con sus cambios, nos mueve las emociones, y las emociones te pueden hacer tomar decisiones incorrectas, y provocar un caos, en tus relaciones y contigo mismo; o hacerte decidir algo, porque hasta no decidir, también es tomar una decisión. Hay gente que no decide porque "para no fallar, mejor ni le muevas", realmente es porque no sabe ni por dónde empezar.

Aquí te dicen cómo, no hay pretextos.

¿Quieres seguir acumulando rencores?

¿Seguir en tu papel de víctima?

Mínimo disfrútalo, porque si lo vas a sufrir... ¿Como para qué?

Solo recuerda que todo en la vida cumple un ciclo contigo, y los sentimientos negativos también, si ya hiciste tu papelito de víctima, ahora es momento de manejar lo que eliges sentir bien, porque si las reprimes trae consecuencias, taparlas es como tener una olla exprés a punto de explotar, y la desgastante vida moderna a veces hace que perdamos el control y por eso se genera incluso tanta problemática social.

Si estás esperando que alguien resuelva tus sentimientos por ti, puedes seguir esperando, la solución está en tus manos, mientras no aprendas a estar contento o contenta contigo, no vas a poder ser feliz con nadie. Recupera tu felicidad y tu paz para poderla compartir con los demás, recuerda que en la vida hay niveles, ¿en qué nivel quieres estar?

Que bueno que te das el tiempo de leer y aprender sobre tus emociones, aprende nuevos conceptos, acepta tu realidad y tu responsabilidad y decide.

Recuerda que lo importante es ponerlo en práctica personalmente, y compartir con otros lo que es bueno. Así que sí crees que alguien no está siendo prudente con sus emociones, compártele éste libro y dale oportunidad a otros de aprender igual que tú. Agradezcamos a Dios por la oportunidad que tenemos, les mando un gran saludo y bendiciones para ustedes.

Admiro profundamente a mi querida amiga Chetta por el impacto que tienen sus palabras cuando las transmite en forma verbal a través de la radio, la televisión y sus redes sociales, y ahora también en forma escrita.

Gracias mi Chetta querida por darme el honor de abrir con estas líneas tu libro y sin más preámbulo vamos todos a mentar madres... pero con estrategia.

Dr. César Lozano
Conferencista y Escritor.

CAPÍTULO 1: ACLARANDO CONCEPTOS BÁSICOS.

¡Hola, hola!

Eres de esas personas que se ha preguntado, ¿Cómo le hago para controlar mi carácter tan fuerte? O dices "me enojo mucho y exploto con facilidad, soy de mecha corta, y no tengo nada de paciencia", o tal vez "soy muy débil, quisiera llorar menos, no sentir miedo, ni envidia, los que viven cerca de mi, aunque les incomoda, me han aceptado así y me quieren, pero yo se que debo ser diferente".

Entonces... ¡Déjame felicitarte!

Sí, "f e l i c i t a r t e".

Porque si estás leyendo este libro, es que quieres aprender nuevos conceptos, y salir de un estado al que le llamo "Mediocridad Emocional".

Y eso ¡es un honor aplaudírtelo!

. . .

Y aunque sólo te haya llamado la atención el título de este libro, seguro tienes interés en saber cómo está eso de mentar madres, pero con estrategia, y eso es un gran avance.

Así que... ¡Felicidades!

Llevo años diciendo que "ser mediocre", no es un insulto, sino un estilo de vida.

Mediocre significa ser del medio, de lo ordinario, del común denominador, y eso no es ni bueno, ni malo, simplemente "es", y hay que estar lo suficientemente cansado, de no sentirse pleno, para iniciar el camino hacia lo extra - ordinario.

Hoy día el manejo emocional (la Inteligencia Emocional) es básica para todo lo que desees lograr en tu vida, y siempre habrán desafíos que afrontar, sin embargo, depende que tan bien manejes tus emociones para tener claridad y resolverlos.

No podemos evitar desesperarnos, enojarnos, frustrarnos, ni bloquearnos momentáneamente, y todas las emociones de alguna forma se van a liberar, lo que hay que hacer es conocer las estrategias indispensables para hacerlo asertivamente y poner en marcha nuestros objetivos, y rodearnos de ser necesario, de personas profesionales que no estén involucrados en lo que estamos sintiendo (lo que les permite tener un mejor manejo emocional ante ese caso en particular) para que puedan ayudarte a solucionar lo que requieras para avanzar.

. . .

De hecho esos mismos profesionales cuando vivan una situación similar o emocionalmente compleja, requerirán de alguien más, nadie está exento de buscar apoyo y herramientas, no es malo ni vergonzoso.

El asunto está que desde épocas muy antiguas se nos ha educado para querer resolver todo nosotros mismos y ese ego en búsqueda de reconocimiento, nos frena la mayoría de las veces.

En verdad "lo importante ya no es quién se cuelgue la medalla, es lograr el objetivo. Y al soltar el ego, la vida solita se encarga de darte ese reconocimiento".

Recordemos que así como podrías aprender a desarrollar algunos talentos en tu vida con los que no naciste, a otros les son más fáciles porque nacieron con ese talento, emocionalmente es igual, hay a quienes se les facilita por naturaleza su manejo y otros requerirán practicar o aplicar más herramientas.

Así que aprender a reconocer y aceptar tus emociones tal cual son, sin catalogarlas como buenas o malas, ni correctas o incorrectas, es en realidad una forma URGENTE de AMARTE.

Lo cual me dice que estás empezando a AMARTE, más de lo que crees.

. . .

Ahora, ¿Por qué digo URGENTE?

En la vida bien sabemos, existen 3 tipos de situaciones: lo urgente, lo necesario y lo importante.

Déjame explicarlas para ti:

Lo urgente: no importa si lo tienes contemplado o no, cuando algo es urgente, dejamos todo para atenderlo, pues no queda más remedio, ya que hemos llegado a un punto extremo.

Lo necesario: son aquellas actividades que ya tenemos contempladas hasta por compromiso o rutina, y a las cuales le damos un espacio en nuestras vidas para realizarlas.

Lo importante: que por lo general tiene que ver con nosotros y nuestros deseos, no le damos el espacio y lo vamos dejando de último, y aunque su importancia debería hacerle tener un espacio desde el principio, normalmente no lo hacemos.

En el tema de las emociones que realmente son importantes, el asunto es más crítico. Los seres humanos no las consideramos ni importantes, ni necesarias por cultura general; y al no darle la importancia que deberían, ni tener un espacio fijo y necesario en nuestra vida diaria para observarlas y manejarlas, queremos resolverlas cuando la situación es ya urgente y los problemas están más agravados.

Es por ello que a lo que sentimos prefiero darle la categoría de urgente desde el principio para no errarle, y que imagines que no hay opción y debes prestarle atención inmediatamente.

Así que desde hoy, graba en tu mente que aprender a manejar tus emociones día a día es algo URGENTE en tu vida, y no se hace de cualquier forma, sino con estrategia.

Hace muchos años aprendí de un maestro español, que cada vez que quisiera iniciar una explicación de algo, iniciara por tener los conceptos bien claros, porque:

"CONCEPTOS CLAROS = RESULTADOS CORRECTOS"

A veces en nuestra vida, llega un momento en que los conceptos que hemos aprendido se vuelven obsoletos. Lo cual no quiere decir que sean malos sino que ya no funcionan; que funcionaron en su momento y que ya no están dando los resultados esperados.

La evolución del mundo, también trae la evolución de conceptos, y éstos nos apoyan para entender y resolver mejor situaciones de nuestra vida actual. Si no aprendemos bien los conceptos nuevos, estaríamos siendo mediocres, nos quedaríamos en lo ordinario, en lo común, y es por eso que vale el tiempo invertido en actualizarlos.

Tengamos presente la siguiente pregunta:

¿Porqué si actualizamos nuestros aparatos celulares para tener los avances que nos facilitan su uso, no actualizamos los conceptos que guardamos en nuestra programación mental para tener mejores resultados y evolucionar incluso, en temas como los que tienen que ver con las emociones?

Si hasta el día de hoy esos conceptos que tenemos, no nos han llevado a tener los resultados que esperamos, de plenitud y satisfacción ni en nuestras relaciones, ni con nosotros mismos ¿Por qué no buscar, entender, aprender y poner en práctica nuevos conceptos?

Einstein decía: "Si buscas resultados distintos, no hagas siempre lo mismo". Pareciera ser que a través de la historia, el hombre ha perdido mucho tiempo, intentando tener resultados distintos, sin cambiar lo que siempre hace. Y esa es la definición que muchos le dan a la palabra DEMENCIA: "esperar tener algo distinto, haciendo lo mismo", parece tonto ¿Verdad?, pues con este libro pretendo que no caigas en ello.

Así que, si has intentado sentirte mejor, reprimiendo tus emociones, no queriendo amar para que no te lastimen nuevamente, aguantándote las ganas de llorar haciéndote el fuerte, controlando el no sentir enojo, o intentando ya nunca más volver a tener miedo o envidia en la vida, y siempre ser feliz, feliz, feliz, y... NO LO HAZ LOGRADO POR COMPLETO...

Es porque ¡NO ERES UNA PIEDRA!, ni un extraterrestre, ni mucho menos, un "Bicho Raro", eres ¡HUMANO! Y los humanos sentimos, "lo lindo y lo no tan lindo", y no lo podemos ocultar o reprimir.

Pero sí es indispensable aprenderlo a manejar con sabiduría, porque como energía interna, eso tiene que salir; y si no lo sacamos de forma asertiva y prudente, saldrá de todas formas, y esas no nos traerán resultados que nos den la *tan anhelada paz.*

Así que te vengo a decir, que en cuanto al tema de las emociones, los conceptos han cambiado y evolucionado, y requieres aprender nuevas formas de comprenderlos y manejarlos, para sentirte mejor contigo mismo y con todos aquellos con quienes te relacionas.

Da igual como llegue el cambio, lo que sí es una realidad es que, es nuestra tarea actualizarnos en los conceptos. Pero no como algo "obligatorio", sino como algo voluntario y te lo explico.

. . .

A mí, en lo particular, no me gusta hablar de Fuerza de Voluntad, sino de VOLUNTAD, porque la voluntad es simple, suena a voluntario no a obligatorio, y a ningún ser humano nos gusta que nos obliguen o nos digan qué tenemos que hacer, eso nos hace sentirnos forzados y activa inmediatamente nuestro cerebro primitivo, que ataca o huye.

Este “cerebro primitivo” es el primero con el que apareció el hombre sobre la faz de la Tierra, y servía para dos cosas: atacaba si hacía hambre, o huía si sentía que estaba en peligro; era el instinto de sobrevivencia.

Pero hoy ya no necesitamos sobrevivir, requerimos aprender a VIVIR, disfrutando en todo momento de “lo lindo y lo no tan lindo”, frase que cambió muchos aspectos de mi vida al escucharla de una mujer a quien le debo mucho, gracias, gracias, gracias a mi hermosa vecina y amiga Laura.

Así que hoy, es cuestión de que estés listo para actualizar conceptos y dejar de sobrevivir, ya sea por elección (que es sabiduría), o porque verdaderamente estés tan cansado de unos resultados que no te gustan, y empieces a trabajar en buscar las herramientas para hacer transformaciones.

Lo que sí me queda claro, y por eso te felicité al inicio de este libro, es que tú:

¡Sí lo reconociste, lo decidiste, lo elegiste y aquí estás leyendo conmigo!

. . .

Y yo, sólo voy a acompañarte y darte algunos conceptos y herramientas, que te apoyen a convertir esa elección y deseo, en compromisos y hechos.

Seguramente has escuchado la frase que dice: "cuando alguien no sabe algo, encontrará quién le enseñe, cuando alguien no entiende algo, encontrará quién le explique; pero cuando alguien no quiere algo, encontrará culpables, justificaciones, excusas, críticas, juicios, quejas y hasta haría burlas o sarcasmos sobre el tema", y todos estos son distractores, porque aún no está listo, y no habría nada más que hacer, que respetar y aceptar su proceso.

Así que, NO CRITIQUES si alguien NO quiere leer aún este libro, o te dice que no sirve, o que tú nunca vas a cambiar, o que es imposible. TÚ NO TE DISTRAIGAS, Y RESPETA. Solo enfócate y aprovecha este momento de evolucionar.

LO ANCLO NUEVAMENTE: ¡Felicidades!

Sigue leyendo y enfócate primero en crecer tú, y con tu ejemplo, (no tus palabras), dale la oportunidad a otros, de inspirarlos a buscar su crecimiento.

En mi página web (www.chetta.tv) puse una frase que he descubierto es una realidad aún más profunda y te la comparto aquí: “Las personas, no es que no quieran, o no puedan mejorar... es que no saben cómo hacerlo. Solo requieren encontrar quien les de conceptos claros, rápidos y sencillos, y de eso me encargo yo”.

Y es justo por eso, que elegí compartir todo lo que iba estudiando y descubriendo en mi vida, pues a mí me costaba y me sigue costando mucho manejar mis emociones de forma natural y espontánea, es por ello que decidí aprender e investigar sobre este tema.

Pero a lo largo de todo este trayecto, también me di cuenta que hay muchas personas que prefieren decir que no pueden o no quieren cambiar, pero en realidad es que no saben cómo hacerlo, y les da miedo, pena, vergüenza o impotencia buscar ayuda y preguntar.

Para ello primero hay que entender: “que a nadie nos gusta pensar siquiera en que tenemos que cambiar”.

CAMBIAR inconscientemente es como aceptar que estamos mal, defectuosos, que no servimos y que tenemos que reemplazarnos por algo distinto, y eso aunque lo pensamos, (y sabemos no es cierto), no nos gusta sentirlo. Nadie cambia, moldeamos, transformamos, evolucionamos, pero jamás perdemos nuestra esencia, y este concepto debemos tenerlo muy claro.

. . .

Lo explico con mi ejemplo del marcador, un ejemplo que he usado durante años en mis sesiones de terapias para explicarle a las personas que no requerimos cambiar, sino moldear o evolucionar.

Imagina un marcador. El marcador es bueno para un papel, pero no para nuestra ropa, o paredes, y eso no quiere decir que se equivocaron al inventarlo, simplemente para eso existe su maravillosa TAPA, para que en los momentos donde haya que moderar su uso, se ocupe.

Así la "Personalidad" de un ser humano está formada por:

Temperamento y Carácter.

Temperamento es con lo que naces, con toda la herencia genética e incluso de formas de pensar y sentir que traemos de nuestros ancestros.

Carácter es aquello que vamos aprendiendo en nuestra vida para moldear y moderar ese temperamento.

Esto quiere decir indudablemente que "el temperamento influye, pero no determina". Que lo que determina tu personalidad, son las elecciones que hagas, de ir descubriendo tus áreas de oportunidad de mejora, aprender y poner en práctica técnicas para moldearlo.

. . .

Es hacer un uso responsable y consciente de nuestro carácter, que no es igual al "mal genio" (para mí este último significa: saber que hay algo que emocionalmente puedes mejorar, pero no eliges buscar cómo aprenderlo).

Así que si ya te hicieron todos los test psicológicos para determinar tu temperamento y personalidad actual, elige hacer un buen uso de esa información, para buscar cómo mejorarlo, en vez de renegar o preocuparte por cómo eres, o cómo naciste, y quejarte, apanicarte, paralizarte o molestarte.

Elige MOLDEAR (no cambiar) para tener una mejor vida y relaciones.

Recuerda que "El problema no es lo que te sucede, sino cómo reaccionas frente a lo que te sucede".

¡Así que ánimo, pues ya estás aquí iniciando ese camino!

RECONOCER

La primera palabra que descubrí era indispensable para aprender a manejar lo que hoy creemos no nos funciona, fue esta:

¿Puedes leerla en voz alta?

Anda rompe el miedo al ridículo...

RECONOCER

¿Puedes leerla ahora de atrás hacia adelante, y en voz alta?

Se lee igual, es un palíndromo.

¡Y es mi palabra favorita!

Quienes me conocen saben que la uso en cada una de mis presentaciones y hasta forma parte de la decoración de mi lugar de trabajo. Y si te pedí la leyeras en voz alta, es porque quiero trabajar con tu inconsciente y que aprendas a soltar el qué dirán, el miedo al ridículo que tanto frena nuestro crecimiento, porque como no queremos sentir, y hemos criticado o nos han criticado, caemos en la programación de protegernos aunque sepamos que es bueno para nosotros lo que estamos haciendo. Si estás aquí conmigo, aprovéchalo, elige romper tus limitaciones para crecer y enfócate en ti.

He descubierto que reconocer, es el 50% del camino de lo que sea que quieras transformar en tu vida.

¿Cómo puedes saber en qué puedes ser mejor, sino sabes en qué no estás bien? Eso es justo la mitad del camino, y hacerlo te ahorra mucho esfuerzo y te evita sufrimiento.

No estamos acostumbrados a hacerlo, porque por programación cultural no nos gusta saber en qué estamos mal, nos sentimos juzgados, amenazados, no aprobados, ni "buenos", lo que nos impide ver un área de oportunidad normal para crecer como individuos.

Y como no estamos acostumbrados, activamos rápidamente nuestro cerebro primitivo, atacando o huyendo, que es igual que evadiendo, y hasta paralizándonos.

Cuando realmente lo que debemos cuestionar es ¿Qué es eso que no estamos haciendo del todo bien, para mejorarlo?

Para ello, hay una importante sugerencia.

Para reconocer: hay que hacerlo sin enjuiciar ni criticar, sin catalogar las cosas como correctas o incorrectas, ni como buenas o malas, ni como exitosas o fallidas, e indudablemente sin justificaciones ni burlas.

Esto sería lo mejor que te puede pasar, porque se trata de poder comprenderte y transformarte, y para ello requieres aceptar la realidad tal cual es, con lo lindo y lo no tan lindo como dije anteriormente.

Reconozcamos que aceptar:

- Aquello que considero está bien (para sostenerlo y fortalecerlo) y con eso empezar a transformar lo segundo que hay que reconocer.
- Aquello que reconozco no me ha hecho sentir pleno (ni a mí, ni a los que me rodean) y que puedo mejorar.

La única manera de crecer como seres humanos, es teniendo muy claro nuestras áreas de fortaleza y también las áreas de oportunidad. Así que ante estas últimas, no te resistas a reconocerlas, y comprende que simplemente son un enorme regalo y oportunidad que nos da la vida.

Te lo explico de esta manera: "si sabemos en qué estamos mal hoy, encontraremos en qué ser mejor mañana". ¡Entonces es un regalo, no un defecto!

Y podrías empezar a agradecer incluso cuando alguien de manera no deseada, te hace ver tus áreas de oportunidad, y no engancharte, simplemente pensando que en vez de ofenderte, te está haciendo ver (a su manera) ¿cómo puedes ser mejor?

Así que NO LO TOMES PERSONAL, es simplemente un regalo para crecer. Piensa esto: "en tu cabeza solo tú eliges cómo quieres contar tus historias, y como te las cuentes de esa forma las vivirás".

Aquí vale entender que la gente NO TE HACE COSAS, HACE COSAS, y que cada quien hace, dice y ejecuta lo mejor que puede con el entendimiento que tiene, en ese momento que vive, con la información de la época que posee.

La fórmula secreta es: SALTE DE LA ECUACIÓN. No es "mira lo que me están haciendo a mí", es mira lo que "están" haciendo.

Don Miguel Ruiz en su libro Los Cuatro Acuerdos, nos explica en su segundo acuerdo: NO TE TOMES NADA PERSONAL, que cuando nos tomamos las cosas de forma personal, es la muestra más grande de EGOCENTRISMO que podemos dar, porque NO TODO GIRA EN TORNO NUESTRO. Que las personas hacen y dicen según su propia frustración e impotencia, no contra ti (base importante para poder perdonar).

Así en vez de decir mira lo que "me" están haciendo a mí, salte de ti mismo y observa desde afuera. Quita ese "me" egocéntrico y observa lo que los otros hacen y dicen, para encontrar qué es eso tan doloroso que los mueve a realizar las acciones que están haciendo y soltar.

Recuerda siempre que "lo importante no es lo que te sucede, las personas van a hacer cosas que te gusten, y otras que no, cosas lindas y otras no tan lindas, y siguen siendo parte de lo que es la vida; sin embargo, el problema está en cómo tú reaccionas y manejas "*eso que sucede*", no eso que crees "te" sucede".

Así podrías ayudar más, comprendiendo, no enganchándote, respetando sus procesos y enfocándote en lo tuyo. Eso estimado lector es AMAR, y es una forma URGENTE DE AMAR, incluso ponerlo en práctica nos ayuda a comprendernos a nosotros mismos, ya que a veces, somos nuestros jueces más duros, y nos culpamos y castigamos continuamente y sin piedad.

Imagina la siguiente escena: Estás tan enojado con alguien o contigo mismo, pero "debes quedar bien y pretender ser bueno", así que te lo tragas. Solo que al tragártelo, lo traes dentro, ¿Qué crees que va a pasar?

La energía explota (cuando agredimos), o implota (cuando nos enfermamos o deprimimos). Y en ambos casos afecta.

Es una energía que aunque quieras ocultar tiene en algún momento que salir, y si no la sabes manejar asertivamente, va a afectar pero de una forma no agradable.

Así que ¿Cómo evitar el querer mentar madres?, y más si hemos escuchado decir que los latinos "somos de sangre caliente", ¿Cómo *mentarte* o mentarle la madre a alguien, sin que sea una ofensa, sino una estrategia de limpieza? Porque para decirnos: tontos, pendejos, cómo pudiste, cómo se te ocurre, qué mal estás..., entre otras frases desvalorizantes, ya somos expertos, y sabemos que no nos deja buenos resultados.

Eso es lo que vamos a aprender más adelante en este libro, ya que no es lo mismo *"mentar madres"*, que *"mentarle la madre a alguien"* (esta última ya es ofensa), así que sigamos comprendiendo y aclarando más conceptos.

Visto el tema de reconocer lo no tan lindo como algo positivo en nuestra vida, pasemos a otro concepto importante que requieres tener claro para manejar mejor las emociones.

No es lo mismo: “SABER ALGO, a SENTIR ALGO”.

Siempre dije que éste libro saldría en su tiempo perfecto, y todo lo que vivimos este año 2020, con lo de la situación mundial por la pandemia, hizo que los seres humanos tuvieran la oportunidad de que nos “cayeran los 20” ***de manera doble*** y más en el tema de aprender a manejar lo que sentimos, pues no es lo mismo escuchar de algo, a vivirlo y sentirlo.

He escuchado en distintas ocasiones a jóvenes decirme, que sabían que sus padres los amaban, porque allí estaban con ellos en su casa, que les pagaban escuela, comida y vacaciones, pero que no sentían su compañía, ni su amor.

También he escuchado de parejas decir que sabían que su pareja los amaba, porque allí estaban con ellos, pero que no sentían su amor.

Explicarte esto es importante para mí, porque mucho de lo que leerás en este libro, seguramente ya lo sabías, pero mi intención es ir más profundo, y lograr que en tu corazón se haga el ¡click! suficiente, para que SIENTAS la información que te doy y la importancia de reconocer y aprender a manejar tus emociones, como una forma vital y urgente de amarte.

Así que para mí, ENTENDER, no es igual a COMPRENDER, ya que entendemos con nuestro cerebro, y comprendemos con nuestro corazón, al sentir la información.

De allí surge esa expresión muy mexicana: "¡ya me cayo el 20!"

Esto quiere decir que entendíamos por lógica algo, pero aún no lo comprendíamos, aún no llegaba ese ¡click! a nuestro sentir.

Sin embargo, a lo largo de la historia humana hemos intentado consciente o inconscientemente, evadir, disfrazar e incluso eliminar el "SENTIR" de nuestras vidas, ya que no quisiéramos volver a sentirnos expuestos o vulnerables ante situaciones que puedan recordarnos un pasado doloroso o incómodo.

Y la postura más común para identificarlo es cuándo lo manifestamos "cruzando los brazos".

Algo tan sencillo, que a simple vista parece irrelevante, pero que en cada conferencia o cita, siempre hago la misma petición o sugerencia al iniciar: "mantenernos con los brazos descruzados durante el tiempo que estemos escuchando", para así permitirnos "sentir" la información que estamos recibiendo y no sólo entenderla.

Sin duda, es un ejercicio bastante complicado para algunos, pues estamos muy acostumbrados a hacerlo inconscientemente, y muchos no pueden mantener los brazos sueltos un tiempo largo, sin caer nuevamente en cruzarlos.

¿Qué ocurre aquí?

El cerebro primitivo al sentirse en zona de riesgo, o vulnerable, se defiende y bloquea automáticamente. Y lo hacemos, porque todos hemos tenido alguna historia que nos haya causado dolor, y nos rehusamos a volver a sentir cualquier cosa que nos recuerde aquello que no nos gustó.

Desde épocas muy remotas, hemos escuchado que "el dolor es un magnífico maestro", y esto es muy cierto, pero nos resistimos a sentirlo.

Todo mi interés en aprender sobre el manejo de las emociones, viene desde hace mucho tiempo atrás, por todos los dolores que en lo personal he vivido, y todo lo que "traía atorado" dentro de mí, que sabía me dañaba, y no tenía idea de cómo trabajarlo.

Aún recuerdo la primera vez que fui a terapia y la persona que me atendió me hizo la famosa pregunta psicológica...

¿Cómo te sientes?

Me enoje muchísimo, tanto que le conteste "hazme preguntas más inteligentes, si me sintiera bien, no estaría aquí invirtiendo mi valioso tiempo contigo".

Hoy que lo cuento no me siento nada orgullosa de haberlo hecho, pero fue mi sentir en ese entonces.

¿Te ha pasado algo similar a ti?

En verdad estaba tan enojada conmigo y con el mundo entero, que no tenía el cuidado con mis palabras, y no me daba cuenta que incluso lastimaba a las personas con lo que decía.

Las emociones mal trabajadas estaban dentro de mi, y al no saberlas manejar estratégicamente, todo ese veneno salía de forma irresponsable dañando a otros, e incluso a mí misma, pues no me sentía bien después al darme cuenta cómo estaba actuando, y de la imagen que dejaba para los demás.

Ese día entendí, que no quería hablar de lo que sentía, eso lo tenía súper identificado y me dolía recordarlo, lo que quería era alguien que me dijera cómo poder trabajarlo rápido y sin juzgarme, para transformar mi sentir de una manera casi mágica y milagrosa.

Pero como bien se dice en la película Alicia en el País de las Maravillas - *"todos queremos resultados mágicos, pero no creemos en la magia"*, y la magia está en NO RESISTIRTE, en reconocer que Dios solo está poniendo una prueba para que aprendas hermosas lecciones de crecimiento, y que nada es malo o un castigo, todo es una lección, y que de nosotros depende aprenderla.

El maestro no se equivoca en la lección, somos nosotros los que no la aprendemos, pero es tan buen maestro, que si no la has aprendido te la va a repetir una, y otra, y otra vez hasta que la pases. Y aún aprobándola, requiere repetirla, como en las escuelas, para verificar que hayas comprendido perfectamente la lección.

¿Cómo inició toda esta investigación del manejo emocional para mí?

Un día estando en casa de unos amigos en Puebla, reunidos de noche en la sala de su casa, se despierta su hijo de 5 años y le comenta a sus padres que tenía miedo, a lo cual su padre le responde con una gran seguridad "no tengas miedo, regresa a tu cuarto, la casa te cuida".

Inmediatamente vi en los ojos de ese pequeño cómo aumentaba su preocupación y dirigiéndose a mí me comentó: "¿Ahora qué hago?, si la casa me cuida, ¿Sacará sus ojos y sus manos para cuidarme?, ahora tengo más miedo", además estaba molesto de no poder controlar ese miedo que su padre le decía no sintiera.

Ni yo comprendía cómo ayudarle.

En ese momento estaba frente a lo que hoy entiendo es la ANSIEDAD, pero ese día era aún una gran interrogante para mí. Ese niño tenía el cúmulo de dos emociones, la que ya estaba sintiendo desde un principio, y luego la de ¿Cómo me quito esto que siento y que me dicen que no debo de sentir?

Eso para mí es ANSIEDAD, una doble emoción, la que sientes más la que resistes o pretendes resistir sentir.

Así que te repito nuevamente, hemos aprendido por programación cultural a reprimir el sentir, y con ello reprimimos las emociones, y allí empieza un gran conflicto interno, y una serie de frustraciones y consecuencias emocionales que terminan agravando la emoción primaria, que se hubiese evitado, si se hubiera reconocido, aceptado y manejado desde el principio.

La mejor manera que se me ocurrió para explicar este tema de lo que ocurre al reprimir las emociones, es con la analogía de un resorte oxidado.

Por eso te comparto una teoría mía, ya conocida por quienes me han escuchado:

TEORÍA DEL EFECTO RESORTE

Ten muy presente la siguiente frase:

"Lo que resistes, persiste".

Si tuvieras en el centro de tu sala un resorte oxidado, tienes invitados a cenar, de repente suena el timbre y empiezan a llegar tus invitados y te das cuenta que el resorte oxidado está allí, a la vista de todos; tú no quieres que lo vean, lo empiezas a aplastar con tu mano para ocultarlo.

¿Qué crees que va a pasar si te descuidas?

Por supuesto que brincaría más, y se notaría más. Justo aquello que no querías que nadie viera, ahora se va a ver con más fuerza y detalle, y lo que es peor, puede pasar que:

- Brinque y no le pegue a nadie, pero se notó más.
- Brinque y rebote, y le pegue a alguien más que no querías golpear.
- Brinque y rebote, y te golpee a ti mismo.

¡Sorpresa! Igual pasa con las emociones.

Si las quieres reprimir para que nadie las vea y no se noten, es justo cuando más brincarán; y lo que es peor lo harán en el momento que menos lo esperas, cuando menos quieres que las vean; pero además, pueda que lastimen a terceros, o que te lastimen a ti mismo. A eso me refería con la frase tan conocida "lo que resistes, persiste".

Ahora bien: la pregunta de oro en este momento sería:

¿Y cómo logramos no resistirnos?

Porque la mente es muy poderosa, o se va al pasado para sufrir o se va al futuro para angustiarse, o se llena de cosas en el presente para estresarse y evadir; pero todo esto son simplemente excusas, porque el temor a no saber qué hacer es tan grande, que necesita ver quién lo ha hecho o lo está haciendo peor, o quién es culpable, para sentirse un poco mejor dentro de su mediocridad y ego, y allí entran los sentimientos que al final, ni nos gusta sentir, y que más adelante te estaré explicando.

En realidad no le tenemos miedo al fracaso (sino seríamos muy exitosos) en algún área de nuestra vida le tenemos miedo al éxito y a MERECER LO MEJOR, e inconscientemente la mente se encarga de auto sabotearnos.

Todos merecemos plenitud, en todas nuestras áreas, solo hay que querer hacer los esfuerzos necesarios para alcanzarlas. Algunas las alcanzaremos, otras no, algunas costarán más, otras menos; pero no hay que dejar de intentarlo, pues en el camino y en el intento se encuentra mucha satisfacción.

Atención dije esfuerzos, no sacrificios; en esto hay una enorme diferencia porque los esfuerzos los reconoces tú, pero cuando te sacrificas estás esperando el reconocimiento de alguien más y esa expectativa si no se cumple, hace sufrir en extremo.

Pero ante la pregunta de ¿Cómo no resistirnos? vamos a hacer otra pregunta que estoy segura te va a gustar, contéstala con toda tu emoción, es más, actúa y observa la expresión de tu rostro con toda tu creatividad y gesticulación.

¡POR FAVOR HAZLO!

Recuerda que este es un libro para aprender a manejar tus emociones, y haz tomado la decisión de no ser un mediocre emocional. Así que allí va la pregunta. (Recuerda actuar tu respuesta, actúa como si un mago te la estuviera haciendo y tú eres un niño pequeño). Total nadie te está viendo.

¿Quieres saber, cómo quitarte el miedo para siempre?

Seguramente tu expresión fue de algo.

Pudo ser un simple "*siii*", como de duda o me da igual, o pudo ser un "siiiiiii" de felicidad y expectativa, o un "¡no!", de no me interesa o me da igual, que es peor, porque esa es de mediocridad. Pero todo eso es la expresión de una emoción, y te felicito por atreverte a romper el miedo al ridículo. ¡Maravilloso avance!

Si no lo hiciste, porque "qué oso, qué pena, qué ridículo, no es necesario", reconócelo sin juzgarte y sin justificarte, como un área de oportunidad para crecer.

Crecer duele y atrae críticas. Aquellos que se atreven a hacer lo extraordinario y sobresalir del común denominador con prudencia, son criticados severamente por algunos, y como en nuestra programación está la de ser aprobados como premio y la desaprobación como castigo, preferimos a veces no crecer, por miedo a ser juzgados, aunque sepamos que para nosotros es un beneficio.

Pesa más el qué dirán, y eso es justo lo que tenemos que aprender y elegir soltar.

Pero ahora déjame ofrecerte mis disculpas, si te entusiasmé con una pregunta como ésta y creíste que te daría la fórmula para quitarte el miedo por siempre.

La verdad es que no te dejes engañar por nadie, te tengo una noticia que tal vez no te va a encantar leerla en un principio.

Pero el miedo, JAMÁS SE NOS VA A QUITAR.

Y no existe la fórmula para quitártelo.

Y eso es ¡buenísimo!

Creo te he dejado sorprendido y desconcertado una vez más.

Seamos optimistas. Recordando que optimismo no es sinónimo de fantasía. No es un falso optimismo, se trata de encontrar el optimismo real, el lado positivo u óptimo de la situación sin salirnos de la realidad.

Ahora bien... ¿Porqué es bueno que no se quite el miedo?

Porque el miedo mueve al mundo, lo saca de su zona de confort (recordando que confort no significa lo que te gusta, o te hace sentir bien o cómodo; confort es lo único que conoces y aunque no te guste, te da cierta seguridad de movimiento al sentir un cierto control y conocimiento del resultado), el miedo es una emoción maravillosa que nos mueve y nos ayuda a mantenernos alerta, como todas las emociones.

El problema está en no saber cómo movernos, ni tener claro lo que es alerta.

Así que aclaremos.

Las emociones y sobre todo el miedo, nos mueven... pero hay dos tipos de movimientos:

- Estratégicos.
- Impulsivos, (o también dicho a lo tonto, como coloquialmente le nombramos).

¿Recuerdas con la pandemia que cuando las personas no tenían los conceptos claros, ni las estrategias adecuadas para moverse, salieron a comprar papel de baño, cuando no era necesario?

Esto fue algo que paso a nivel mundial, porque además con los mensajes de texto, se expandió masivamente la información, se apanicaron las personas y se movieron sin estrategia, impulsivamente (a lo tonto), comprando excesivamente.

Y aunque ante la pandemia muchos no estábamos infectados, todos estábamos AFECTADOS, sobre todo en el tema emocional, nuestro ritmo de vida cotidiano no era el mismo, ni profesional, económica, familiar y mucho menos socialmente; lo cual movía un cúmulo de emociones, donde muchas personas iniciaron el camino de investigar cómo manejarlas, por más que quisieran pasarlas por desapercibidas.

Entendimos que si el miedo lo resistimos o evadimos, no estaremos lo suficientemente atentos, como para movernos con estrategia, que es para lo que sirve. Así que el no tener la estrategia, ni los conceptos claros y paralizarse (no moverse), son justo las acciones inadecuadas para manejar cualquier emoción.

¿Y qué es estar **alerta**?

Alerta no es igual a pánico (que es moverte impulsivamente). Alerta es **afrontar**, que tampoco es igual a enfrentar, ya que la palabra enfrentar suena a pelea, a la sensación de tener que pelearnos contra algo que no queremos, que nos atemoriza o duele. Y sin embargo afrontar es hacerle frente, es decir "aquí estoy listo para aprender la lección, observar, planear y moverme estratégicamente, para transformar".

Me gusta explicar la palabra "alerta", como se explica la existencia de los focos que se encienden en el tablero de un coche y que nos indican que es hora de tomar en cuenta el aviso de lo que hay que resolver, si no queremos se descomponga. Porque cuando el auto ya se daño, en ese momento no se mueve, ya no funciona y se lo tendría que llevar una grúa.

Lo mismo pasa con nuestro cuerpo. Con las emociones se nos indica que hay algo interno que resolver si no quieres se descomponga tu vida o tú mismo, es una alerta de algo interno que requieres trabajar.

Ahora si te pidiera que reconozcas lo que estás sintiendo después de leer todo lo que has leído:

¿Cómo están las sensaciones en tu cara y en tu cuerpo?
¿Qué gestos ha puesto tu rostro, lo haz notado?
¡Identifícalos!

¿Son diferentes a los de hace rato con la primera pregunta?
¿Te sientes incómodo hasta con mis preguntas?

Todo esto que has sentido, sea lo que sea, es emoción, es válido y no lo podemos evitar. Lo que comparto es que si lo sostienes por mucho tiempo, entonces deja de ser emoción para convertirse en algo más, en un sentimiento, algo que se parece a la emoción, pero que ya no es emoción.

Y hay características que más adelante te compartiré para diferenciarlo.

Con el efecto resorte, creo queda claro que reprimir lo que sentimos o intentar evadirlo (cosa que es humanamente imposible), no nos causa beneficio. Y reprimir las emociones produce ansiedad, que es una doble emoción (la que tenías en un principio, más la que ahora tienes por reprimirla).

¿Recuerdas la historia que comenté anteriormente del niño de 5 años?

Ese que dijo que tenía mucho miedo y su padre le contestó “no tengas miedo, regresa a tu cuarto, la casa te cuida”. Ese niño quería que fueran con él a su cuarto porque sentía que las cosas se movían, y sentía seguridad si alguien lo acompañaba, buscaba un plan con acciones que le ayudaran a manejar eso que sentía. Comprendí que al no tenerlo aumentaba y agravaba su sentir.

Me sentí sumamente identificada con ese niño aquel día, pues de pequeña recuerdo que no me gustaba dormir sola en mi recámara, porque desde mi ventana se veía la sombra de un árbol de papayo que estaba afuera en el patio de mi casa y cuando se movía por el aire, daba el reflejo de una silueta que se movía frente a mi, e imaginaba que tenía vida y me asustaba.

Recordaba que mis hermanos y todos en casa me decían: “no tengas miedo”, pero ya era tarde, ahora tenía que pelear con 2 cosas que sentía: el miedo de la sombra reflejada en mi cuarto, y esto que me pedían quitarme y que ya estaba sintiendo. En ese momento ya era doble mi miedo.

Allí conocí la angustia y la ansiedad, y sin saberlo, me acompañaron durante muchos años de mi vida en muchas situaciones.

Es por ello que al pasar el tiempo, sin darme cuenta todo esto me llevó a leer y estudiar más del tema, y decidí investigar, aprender, practicar y ahora a compartir y enseñar esta técnica para manejar las emociones.

En mi búsqueda encontré una apasionante historia sobre las emociones en la línea del tiempo, que al compartirla en este libro, estoy segura te hará comprender mejor al mundo, y a los seres humanos en general, y por ende a ti mismo, y podrás hacer un trabajo genuino de limpieza emocional y de cómo no tomarte las cosas personales.

Así que, hagamos un poco de historia.

CAPITULO 1: CONCEPTOS CLAROS

CONCEPTOS CLAROS = RESULTADOS CORRECTOS
¿DE QUÉ TE OCUPAS? DE LO URGENTE, LO NECESARIO O LO IMPORTANTE?

¡NO ERES UNA PIEDRA NI UN BICHO RARO!

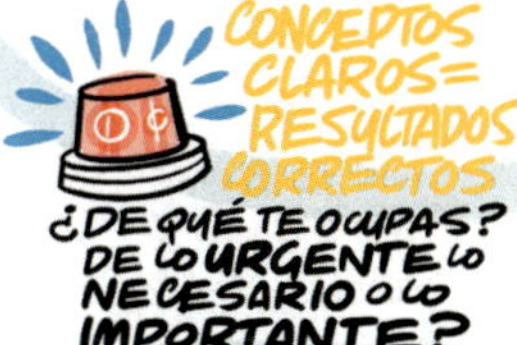

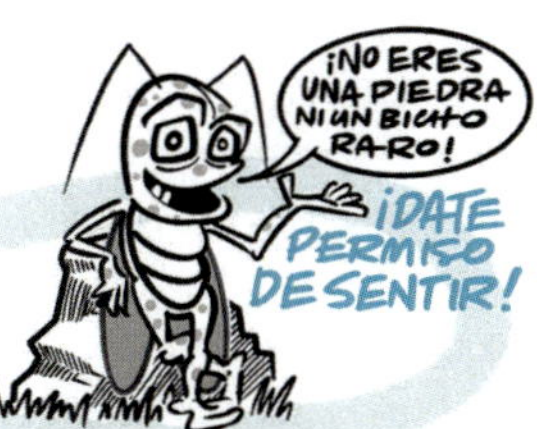

¡DATE PERMISO DE SENTIR!

RECONOCER

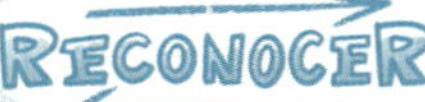

(SE LEE EN AMBAS DIRECCIONES)

ES EL 50% DEL TRABAJO, RECONOCE SIN JUICIOS, QUEJAS, JUSTIFICACIONES, CULPABLES, BURLAS O SARCASMOS

LA TAPA CUIDA, CON ELLA TIENES EL PODER DE MEDIR
EL MARCADOR

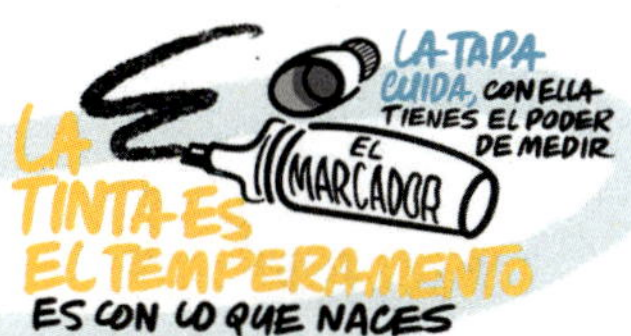

LA TINTA ES EL TEMPERAMENTO

ES CON LO QUE NACES

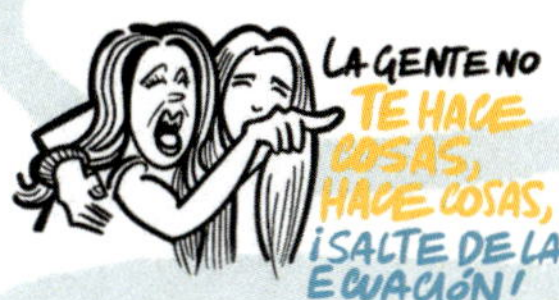

LA GENTE NO TE HACE COSAS, HACE COSAS, ¡SALTE DE LA ECUACIÓN!

NO ES LO MISMO SABER ALGO QUE SENTIR ALGO

NI MENTAR MADRES QUE MENTARLE LA MADRE A ALGUIEN

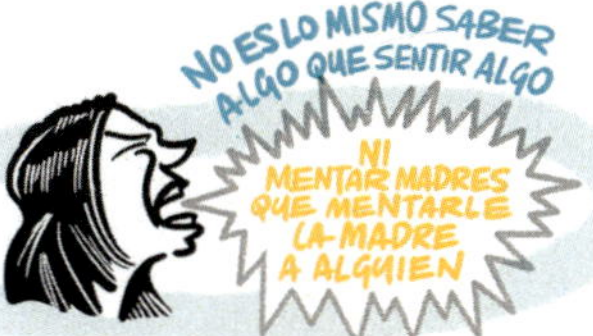

AÑO 2020

ENTENDÍAMOS PERO NO COMPRENDÍAMOS, NOS CAYERON LOS 20'S DOBLES

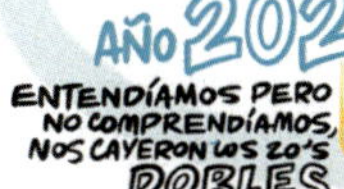

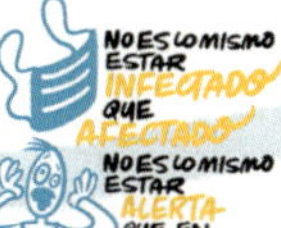

NO ES LO MISMO ESTAR INFECTADO QUE AFECTADO

NO ES LO MISMO ESTAR ALERTA QUE EN PÁNICO

EL EFECTO RESORTE

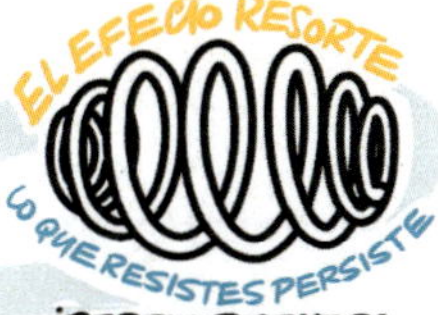

LO QUE RESISTES PERSISTE

¡REPRIMIR GENERA ANSIEDAD!

¡EL CEREBRO PRIMITIVO NOS SIRVE PARA SOBREVIVIR!

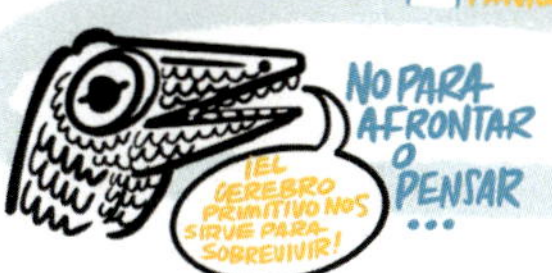

NO PARA AFRONTAR O PENSAR...

¡FELICIDADES!

POR ESTAR AQUÍ Y QUERER SALIR DE LA MEDIOCRIDAD EMOCIONAL, NO TE DISTRAIGAS, HABRÁ MUCHOS QUE QUIZAS NO QUIERAN CAMBIAR, RESPETA SU PROCESO

CAPÍTULO 2: LO QUE NO SABÍAS DE LAS EMOCIONES EN LA HISTORIA.

¿De dónde viene este bloqueo emocional que nos imponemos?
¿Cómo lo aprendimos?
¿Porqué es inconsciente?

Viene desde la época de Griegos y Romanos.

Lo aprendimos por repetición y herencia cultural.

Es inconsciente porque se convirtió en parte de nuestra PROGRAMACIÓN, la cual está formada de lo que escuchamos, vimos y experimentamos desde que estábamos en el vientre materno (nuestra propia historia familiar y de vida), más las memorias celulares (toda nuestra herencia cultural de la formas de pensar y sentir que provienen de nuestros ancestros).

Hagamos un ejercicio para comprenderlo mejor.

¡Contesta mentalmente estas preguntas!
¿Cómo vestían los Griegos?
¿A qué se dedicaban los Griegos?

Seguramente contestaste que vestían con túnicas, sandalias y coronas de olivo en su cabeza, o algo similar, que se dedicaban a la Filosofía, la Arquitectura, la Poesía, la Escultura, la Pintura, el Arte... todo aquello que tenía que ver con lo relacionado al lado femenino, y a lo sensible.

¡Ahora contesta estas preguntas!

¿Cómo eran los Romanos?
¿A qué se dedicaban?
¿Cómo vestían?

Seguramente contestaste algo como: eran bélicos, aguerridos, rudos, se dedicaban a las leyes, al orden, la lógica, las estrategias de guerra, vestían con armaduras, cascos, escudos... todo lo relacionado al lado masculino, a la lógica y al intelecto.

Los romanos en su época de guerra y conquista de territorios, consideraban a los griegos débiles, por las actividades que ejercían y las vestimentas que portaban, juzgando su apariencia como debilidad.

Pero ese no fue el problema, sino que cuando los griegos vieron su sensibilidad como sinónimo de debilidad, decayó su imperio. Allí surge una programación que hemos heredado a través de la historia y que no nos ha permitido manejar mejor lo que sentimos.

Podríamos incluso irnos más atrás, en la historia de la creación y el paraíso, cuando Adán come de la manzana: Adán (lado masculino, lógico) le echa la culpa a Eva (lado femenino, sensible) y Eva le echa la culpa a la serpiente (circunstancia externa u otros).

Desde allí heredamos el justificar y ocultar las acciones que consideramos erróneas, también heredamos hacerlo con lo que sentimos, como si lo que uno siente, fuera tan malo que fuera mejor ocultarlo, y echarle la culpa alguien más, en vez de asumir nuestra responsabilidad emocional y aprender del error para mejorar.

Cada vez que resistes, el hecho persiste internamente, y la prueba o lección aún no ha sido superada ni comprendida, por lo cual debe repetirse.

En la historia de Adán y Eva al no haber aceptado su sentimiento de culpa (como la culpa requiere un castigo), se auto castigaron, escondiéndose y avergonzándose de su desnudez (física, mental y emocional), por lo que aprendimos a cubrir nuestro cuerpo con vestimentas, nuestra mente con limitaciones, y nuestras emociones con excusas.

Desde entonces, hemos heredado la programación de que **la sensibilidad es sinónimo de debilidad.**

¡Gran error para la humanidad!

¿Porqué error?

Porque lo que no habíamos comprendido, es que cuando intentas aplastar tu lado sensible, con ello aplastas "todo" lo que incluye: como la sensibilidad (indispensable para la empatía y comprensión de las relaciones), la fantasía (indispensable para soñar y marcar objetivos), las emociones (indispensable para mantenernos alertas), la visualización (indispensable para proyectar a futuro planes y proyectos), la sensualidad (indispensable para ser atractivos para proyectos de trabajo o de vida entre las personas), la creatividad (indispensable para solucionar conflictos), entre otros... y todo esto lo incluye nuestro lado femenino, el cual pretendemos silenciosamente reprimir.

Es importante recordar que hombres y mujeres, tenemos un lado femenino y otro masculino, ambos lo poseen y que aunque quisiéramos eliminarlo, no se podría.

. . .

Es como reconocer que tenemos un cerebro con 2 hemisferios, derecho e izquierdo, y como los cromosomas "x" y "y" que no podemos eliminar, tienen sus funciones y son complementarios.

De igual forma tenemos un lado masculino con aspectos lógicos y uno femenino con aspectos sensibles. Así que cuando aplastamos la sensibilidad (lado sensible), aplastamos todo lo que ello conlleva, y estoy convencida que si lo dejáramos fluir y lo equilibráramos con el lado intelectual y lógico, viviríamos una armonía interna que se vería reflejada en nuestras relaciones y entorno exterior, se acabarían los resentimientos, las guerras, competencias y conflictos entre hombres y mujeres, y el mundo sería distinto.

Imagina *un corazón bien guiado por un cerebro*, que planea y ve a futuro, y *un cerebro bien equilibrado con un corazón limpio*, que busca el bien y el crecimiento de las personas.

¿Sería distinto el mundo verdad?

Se requieren las dos cosas, balanceadas, para crear en armonía.

Pero posterior a la historia de griegos y romanos, el mundo y los temas sobre lo emocional han sido muy controvertidos, no fue hasta 1990 cuando dos psicólogos Peter Salovey (Harvard University) y John Mayer (New Hampshire University) en Estados Unidos, utilizaron por primera vez en la historia de la humanidad el término "Inteligencia Emocional".

. . .

Año 1990, es muy reciente en realidad, definieron Inteligencia Emocional como "la capacidad de controlar y regular los sentimientos de uno mismo y de los demás y utilizarlos como guía del pensamiento y de la acción".

¿Cómo llegaron a esta conclusión?

Estos dos psicólogos se fundamentaron en las obras de:

Howard Gardner, que en 1983 en su obra Estructuras de la Mente, propuso su modelo de las "inteligencias múltiples", siete tipos de inteligencias en formas de aprendizajes: verbal, lógico, matemático, espacial, musical, corporal, interpersonal, e intrapersonal, reafirmando que no existe una inteligencia única sino que depende de cada ser humano.

Y en los estudios del psicólogo sueco Anders Ericsson en 1990, sobre las 10 mil horas de prácticas que analizó de un grupo de violinistas donde determinó que "el talento no era más importante que la práctica", teoría que luego fuera popularizada por Malcolm Gladwell en su libro de 2008 Outliers (fuera de serie, o mentes brillantes como popularmente algunos lo refieren), donde plantea que la diferencia para que algunas personas sean fuera de serie y tengan éxito en lo que se proponen y otras no, está en el conjunto de 3 cosas:

- Haber nacido con un mediano talento.
- Reconocer y aprovechar la oportunidad para desarrollar ese talento.
- Y 10 mil horas de práctica.

Explicando que "no es el mejor, ni más brillante el que llega sin esfuerzo a la cima, sino el que además del talento, tiene una oportunidad y sabe aprovecharla".

Estos 2 estudios le inspiraron a realizar un experimento que buscaba medir la inteligencia a través de instrumentos estandarizados (analizado los 7 tipos de inteligencias y las 10 mil horas de práctica), y al final concluyeron que era "más importante la inteligencia emocional que la inteligencia intelectual" y así fue como llegaron a definirla.

Te lo explico con un ejemplo sencillo. En una fábrica con las mejores máquinas y el mejor operador de esas máquinas, se le brindó la oportunidad exclusiva a un chico, que no tiene conocimiento alguno del tema, con 3 meses de absoluto aprendizaje.

El experimento de 3 meses, mostró que quien tiene todo el conocimiento de las máquinas "sabe del tema" pero no "sabe enseñarlo". Es decir, quién conocía de la operación de las máquinas, no tenía paciencia, ni apertura a la retroalimentación, dos requisitos indispensables para la enseñanza. El aprendiz lo toma personal, se deprime y enferma; y el experimento termina en una semana.

. . .

Aquí se muestra que es más importante el manejo emocional que el intelecto en sí, ya que alguien que conoce mucho de un tema o es un gran genio, si no sabe manejar su emoción, no podrá transmitir su conocimiento de forma continua, y quien tiene "toda" la oportunidad para aprender y no sabe manejar sus emociones, ni lo que siente, emprenderá rápidamente su caída.

Esto es lo que ha pasado con los grandes genios de la humanidad que han logrado un éxito, pero decayeron por no saber sostener relaciones interpersonales debido a un mal manejo emocional, y ni qué decir de grandes "rockstar" que después de fama tras un gran éxito musical, mueren presa del alcohol y sobredosis de drogas, por no saber manejar lo que sienten.

Este fue el descubrimiento de estos dos psicólogos en 1990, pero eso quedó tras un laboratorio, no fue hasta 1995 que un escritor del New York Times llamado Daniel Goleman escribe un libro, que se convierte en un bestseller y se llama "La Inteligencia Emocional de Daniel Goleman".

En este libro, Goleman explica, 5 pasos para que las personas puedan tener mejores relaciones, es un libro un poco denso para leer, pero si lo podemos resumir, sería así:

1. Aprender a observar, reconocer y aceptar las emociones en ti (Conciencia de SÍ mismo).
2. Manejar las emociones en tí (Autorregulación).
3. Auto Motivación (Optimismo), práctica,

motivación personal y perseverar a pesar de las frustraciones, tiene que ver con una "no dependencia" de las demás personas, porque no siempre puedes estar manejando tus emociones hablándole al terapeuta, o metiéndote a Google para ver cómo se manejan, se aprende y practica.
4. Observar, reconocer y aceptar las emociones en las demás personas (Empatía).
5. Aprender técnicas para manejar y mejorar las emociones de los demás (Artes Sociales).

Goleman acertadamente explica en un contexto más detallado el manejo de emociones, "*primero te conoces a ti, y luego trabajas con los demás*". Lamentablemente, lo que el ser humano quiere hacer primero es controlar a los demás, para no manejarse a sí mismo y realmente eso es una excusa, porque no sabemos qué hacer.

Siempre comento durante mis conferencias lo que aprendí del libro de "El Poder del Ahora" de Eckhart Tolle, y que dice que "la mente o se va al futuro para angustiarse, o se va al pasado para sufrir, pero eso es una excusa, porque no sabe qué hacer en el momento presente", pero ese es tema de otro de los libros que tengo para ustedes próximamente.

Cuando Daniel Goleman saca el libro, 1995, en lo que se leía, lo ponían en práctica, lo valoraban, se transcribió al español, llegaba a México y Latinoamérica, la gente lo compraba, lo leía y lo aprendía, prácticamente hasta apenas hace cinco años se empezó a introducir en los colegios latinos un verdadero manejo emocional.

No nos lo enseñaron ni a nuestros padres, ni a nuestra generación, ni a nuestros maestros, así que apenas se está introduciendo este concepto y sigue siendo verdaderamente novedoso, y muy pocos conocen técnicas para manejarlo asertivamente. En 1999 la universidad de Harvard ofrece materias con estas nuevas bases de manejo emocional para sus estudiantes.

Así que la historia oculta de las emociones está en esa programación que comentaba al inicio del capítulo, y que traemos de muchos años atrás, cuando los griegos creyeron su debilidad y activaron su sistema reticular (que en aquel entonces no había sido entendido como hoy en día lo podemos entender), enfocaron su atención en eso y desde entonces heredamos culturalmente algunos acuerdos no favorables en cuanto al tema emocional.

Uno de los más conocidos: "los hombres no lloran", y que hoy con todo el tema del *empoderamiento femenino* en algunas ocasiones, erróneamente, se pretende que las mujeres *tampoco*, aplastando así todos los otros beneficios de nuestro lado femenino y sensible.

Esto es desequilibrante para todos, ya que un ser humano está completo con su lado masculino y lado femenino en perfecto equilibrio, y no podríamos tener el uno sin el otro.

. . .

Mencioné que en el lado femenino está la creatividad, la visualización, la proyección para poder hacer negocios, para poder transformar cosas, para poder tener mejor comunicación, para tener resiliencia, entre otras más, y eso sin querer es lo que hemos aplastado, ocultado o disminuido también al reprimir nuestras emociones.

Se nos enseñó que no debemos enojarnos, ni estar tristes, que tenemos que ser valientes, que no tenemos que tener miedo, (cuando es al revés, el miedo nos impulsa a tomar las acciones indispensables para poder movernos estratégicamente y lograr objetivos y metas en nuestra vida), y el NO SENTIR es HUMANAMENTE IMPOSIBLE.

Es por ello que hoy en día, muchos empresarios, hombres, y mujeres feministas extremas, que se habían des-balanceado en este tema, han comprendido la importancia de la sensibilidad y el lado femenino (o sensible) en los negocios y en la vida. Por eso vemos que en las pruebas que hacen las empresas para contratar colaboradores, realizan muchas preguntas que tienen que ver más con tu inteligencia emocional que con las características y conocimientos que posees.

Victor Küppers presenta en una de sus conferencias, una fórmula que se ha vuelto indispensable en mí para determinar líderes, y dice:

. . .

El VALOR de un ser humano, está formado por conocimientos más habilidades, multiplicado por la ACTITUD.

V = (c + h) * A

La actitud no solamente debe entenderse como alegría, motivación o entusiasmo; la actitud tiene que ver incluso con el reconocimiento de tus áreas de oportunidad, de cómo puedes tener una inteligencia emocional para manejar asertivamente tus emociones frente a situaciones adversas, de presión o riesgo, y esa es una parte que muchos no han tomado en cuenta acerca de la actitud.

Si sabes manejar tus emociones y tener resiliencia (recuperación rápida), entonces podrás manejar y practicar las habilidades, porque las habilidades son práctica, y los conocimientos se adquieren en capacitaciones, cursos o aprendiendo, pero la actitud depende de que tan buena y honesta puedas hacer una limpieza emocional en tu vida.

Hay muchos que aparentan una buena actitud, siendo alegres o chistosos, pero tengo más que comprobado que detrás de una risa continua, fingida, sarcástica o burlesca; de un excesivo positivismo, casi al punto de pretender una vida perfecta y del que nada les afecte, hay un gran dolor o emoción que se ha evadido y que se está desbordando aunque no se quiera, lo que puede sin querer, lastimar a su paso a otras personas, o a sí mismos.

. . .

Es por eso que cada vez, hay más personas haciendo yoga, meditando o ejercitando su lado sensible, y hoy más empresas están incluyendo pláticas emocionales para sus colaboradores, ya que al desarrollar su sensibilidad y sentir, desarrollan también su creatividad y visualización a futuro.

Incluso a nivel de políticas públicas, se ha manifestado la importancia de este tema, por ejemplo en México, recientemente fue aprobada una Ley "la Norma 035" de la Secretaría de Trabajo, para identificar, analizar y prever factores de riesgo psícosocial y promover un entorno organizacional favorable en los centros de trabajo, cuidando así la salud mental y emocional de sus colaboradores y por ende su productividad.

Ya no es entonces hoy día, un tema superficial, hoy se ve la importancia de cómo aprender a manejar asertivamente las emociones, y que hacerlo te convierte en alguien resiliente y productivo, que te aleja de la mediocridad y de la postura de víctima heredada familiar, social y culturalmente.

Cuando nos damos cuenta que de nuestra historia heredamos una programación que ya no es funcional, debemos actualizarla, y esa es nuestra absoluta responsabilidad y no depende de nadie más.

. . .

Las memorias celulares que adquirimos bloquean esta parte de sensibilidad, que viene de nuestro lado femenino y culturalmente nos ha afectado, es una programación de "víctima", de "no puedo", de "esto es ridículo" y nos condena a no atrevemos a ir por lo que merecemos, y lo que merecemos son los estados naturales que nos corresponden.

¿Cuál es el estado natural del cuerpo?
La salud y la belleza.
¿Cuál es el estado natural de las relaciones?
La armonía y el amor.
¿Cuál es el estado natural del mundo?
La paz y el disfrute.

Hay que restablecerlas y la única manera de hacerlo es a través de un buen manejo de emociones, porque no podemos eliminar de nuestras vidas aquello que por ego y control catalogamos como "lo malo". Lo malo también es parte de lo bueno, es parte de un equilibrio, dicen que las imperfecciones también son parte de las perfecciones divinas. **Somos perfectamente imperfectos**, y Dios no se ha equivocado.

¿Cómo vamos a restablecerlo?

Reconociendo que por la Ley de Gravedad todo cae, que no somos perfectos, que podemos perder "el control emocional", pero que podemos restablecernos y recuperarnos con un buen manejo de las emociones. Ya no necesitamos tener excusas.

. . .

Existen para mí solo 2 tipos de posturas importantes de alcanzar en esta vida, la de los inteligentes y los sabios (el resto son mediocres, pesimistas, víctimas y a estos no los contamos como parámetro de elección). Para mí los INTELIGENTES son los que resuelven problemas, y los SABIOS aquellos que los evitan.

Como definición común del diccionario:

INTELIGENTE es aquel que por sus conocimientos, obtienen resultados, logran cosas. Es alguien dotado de pensar, intelecto, lógica, razón, saber, conocimientos amplios y profundos que se adquieren mediante el estudio o la experiencia.

Tienen saber, qué viene del latín "sapere" que significa tener inteligencia o conocimiento sobre algo", pero que aún no tienen la actitud de la sabiduría.

La postura del SABIO implica la de la inteligencia, más aquella que muestra buen juicio, prudencia y madurez en sus actos y decisiones. Son personas que poseen conocimientos amplios y profundos adquiridos mediante el estudio y la experiencia (como los inteligentes), pero que les da la habilidad para elegir las metas que son valiosas para invertirle tiempo y cuáles otras prever (por ello el juicio en sentido estricto no es malo, juicio es la capacidad que tenemos para discernir - elegir, el problema está cuando equiparamos juicio con enjuiciar, emitir pena, castigo).

. . .

Como sociedad estamos en el proceso de ser inteligentes y resilientes, estamos resolviendo temas emocionales y otros más, y creo que en algún momento llegaremos a la parte de sabiduría, a evitar y prever antes de caer.

Mi intención con este libro es darte estrategias para poder ponerlo en práctica en el momento que requieras ser resiliente y llegar a un punto donde identifiquemos y no necesitemos engancharnos, fluyendo con facilidad. La idea es que lo puedas aplicar en ti, o lo puedas que enseñar a alguien más.

Así que nuevamente ¡FELICIDADES por estar leyendo aquí conmigo!

El manejo de las emociones no es algo que tenga que aprenderse cuando lo estás viviendo, porque entonces vas a estar tan revuelto que no lo vas a poder manejar. Y no es que no tengas la capacidad, tu mente tiene todos los elementos, pero simplemente por física pura es imposible tener claridad mental cuando se está revuelto.

Te lo explico con este ejemplo: Imagínate que estás en el mar, el agua te llega hasta las rodillas y en este momento está pasando una ola por tus pies, mientras la ola está pasando hay una corriente que genera movimiento y el movimiento hace que se revuelva la arena con las hojas y conchas, esto genera densidad, además hace el efecto de una batidora y puede crear incluso, espuma.

Todo ese efecto no nos permite ver con claridad, pero nuestros pies ahí están. Cuando el movimiento cesa, la arena se asienta, las hojas se van para un lado, la espuma se va para el otro y como por arte de magia aparecen tus pies, pies que nunca desaparecieron, ahí estaban todo el tiempo, solo no podías ver claro por la circunstancia que estaba ocurriendo a tu alrededor.

Lo mismo ocurre en nosotros ante una emoción, si hay una emoción que te tiene revuelto, el efecto es similar; no puedes pensar con claridad, pero tu capacidad y cerebro están allí, solo hay una circunstancia externa que no te permite razonar. Cuando tienes una emoción que te tiene revuelto, por más que quieras y te esfuerces, no puedes ver con claridad.

La buena noticia es que hay técnicas que te ayudan a calmar la emoción para poder entonces pensar y actuar de una manera estratégica.

Te doy otro ejemplo. Imagina que vas en un carro manejando y cae sobre tu parabrisas mucho lodo que te impide ver con claridad el camino, tus ojos están en perfecto estado, pero hay algo externo que cayó sobre tu vehículo y no te deja ver.

. . .

Aún que no hayas querido que eso ocurriera, ya es tu responsabilidad limpiarlo, no te puedes poner a pelear, o buscar al culpable de quien aventó ese lodo sobre ti, o buscar las razones por las cuales se enlodó tu parabrisas, porque perderías tiempo valioso de tu camino, y de disfrute, así que lo que haces es parar y limpiar, para seguir y disfrutar el camino a tu destino.

Eso es exactamente lo que haremos con las emociones, en algunas conferencias menciono una anécdota que viví cuando en la ciudad de Monterrey un remolino de aire aventó la basura de mis vecinos en mi cochera, y comprendí que una vez que la basura de alguien más caía en mi casa, ya se había convertido en mi basura y ahora me correspondía a mí limpiarla, sin distraerme con cualquier otro sentir que me hiciera perder tiempo.

Así que no te distraigas, !felicidades por continuar la lectura aquí conmigo!

Después de conocer lo que seguramente no sabías de las emociones en la historia y la programación heredada, ahora sigue aprender a diferenciar entre lo que es una emoción y un sentimiento, e identificar las 6 emociones básicas de las cuales ningún ser humano puede escapar.

CAPITULO 2: LAS EMOCIONES EN LA HISTORIA

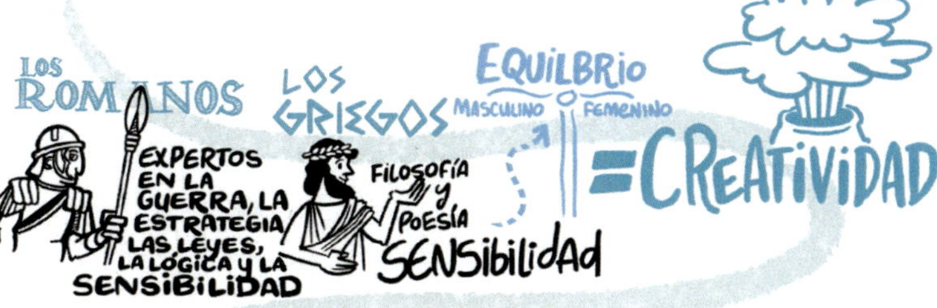

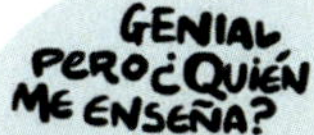

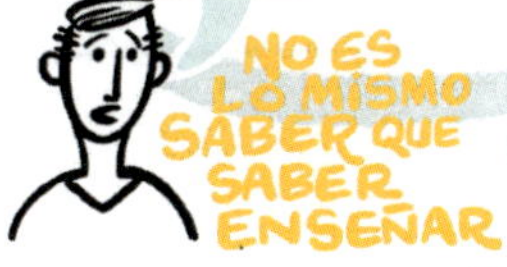

NO ES LO MISMO SABER QUE SABER ENSEÑAR

TEORÍA DE LA MENTE BRILLANTE

PUEDES DESARROLLAR UN TALENTO CON 10.000 HORAS DE PRÁCTICA

1990:

PETER SALOVEY Y JOHN MAYER USAN POR PRIMERA VEZ EL TERMINO INTELIGENCIA EMOCIONAL

¿Y DÓNDE QUEDAN LAS EMOCIONES?

1995:

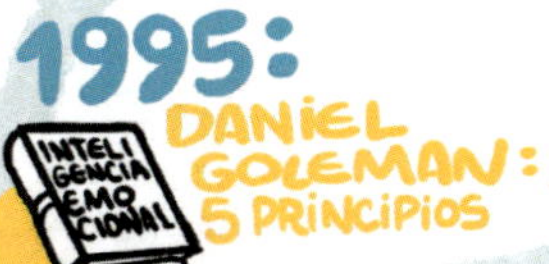

DANIEL GOLEMAN: 5 PRINCIPIOS

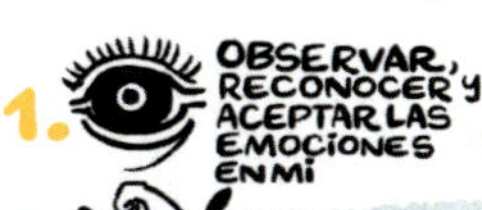

1. OBSERVAR, RECONOCER Y ACEPTAR LAS EMOCIONES EN MÍ

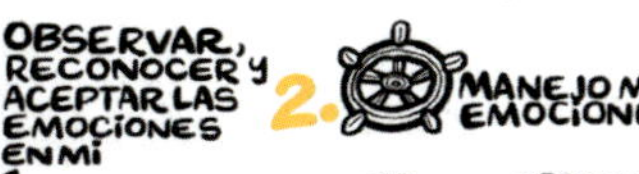

2. MANEJO MIS EMOCIONES

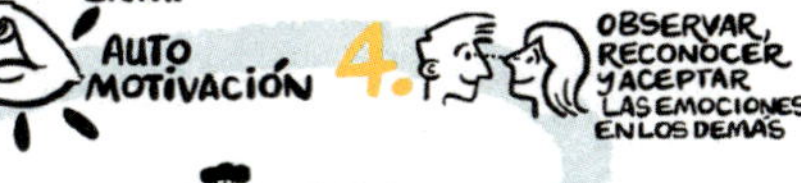

3. AUTO MOTIVACIÓN

4. OBSERVAR, RECONOCER Y ACEPTAR LAS EMOCIONES EN LOS DEMÁS

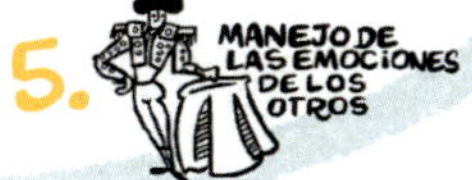

5. MANEJO DE LAS EMOCIONES DE LOS OTROS

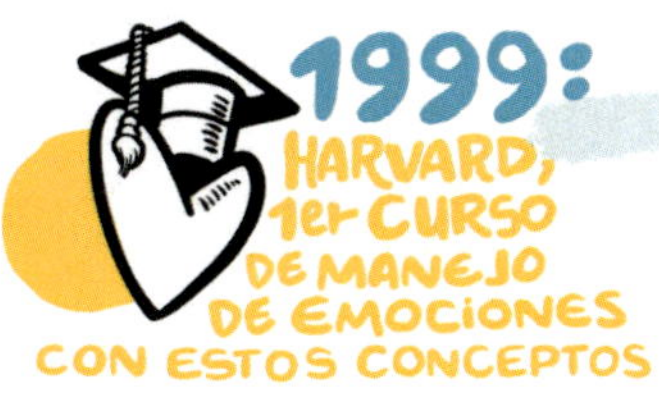

1999:

HARVARD, 1er CURSO DE MANEJO DE EMOCIONES CON ESTOS CONCEPTOS

CAPÍTULO 3: EMOCIÓN CONTRA SENTIMIENTO. AMATEE, 6 EMOCIONES DE LAS QUE NADIE PUEDE ESCAPAR.

No podemos evitar sentir emociones, creo que eso ya te lo he dejado bastante claro, "somos emociones con piernas, nos guste o no", y te repito, las emociones son buenas para darnos cuenta en qué hay que mejorar o en qué hay que trabajar.

Además, en este mundo aunque cada vez lo queramos automatizar más, detrás de cada máquina y cada proceso, habrá siempre algún ser humano dándole soporte. Y depende de su atención y buen manejo emocional para que funcione mejor su trabajo, así que vale el tiempo invertido en aprender a manejar con sabiduría lo que sentimos.

Las emociones son un indicador importante dentro de este proceso. Y para ser mejores en nuestras relaciones interpersonales requerimos aprender a identificar y aceptar lo que sentimos.

. . .

No se pueden manejar las situaciones externas, si primero no nos podemos manejar a nosotros mismos, y para poder hacerlo primero requerimos conocernos.

Sin embargo, ya te he mencionado lo que nos cuesta hacerlo, por la programación cultural que arrastramos de no reconocimiento, que es una evasión, producto de no querer sentir rechazo o desaprobación.

Imagínate la importancia de las emociones, que dentro de todo el avance tecnológico, se tuvieron que inventar los "emojis" que le dan expresión y sensaciones a nuestros escritos, porque las palabras escritas y mal escritas, también generan emociones y conflictos. De allí la importancia de la comunicación asertiva cuando las palabras, actos y circunstancias generan sensaciones en el cuerpo humano, y es indispensable tener claro y tomar en cuenta lo que se siente.

Hablemos pues de Emoción y Sentimientos.
¿Es lo mismo?
¿Tú que crees?

Partamos de la siguiente afirmación:

"Las emociones no son un error o un castigo divino, ni una carga o una equivocación, ni están en nuestra vida por casualidad. Las emociones son un hermoso regalo de nuestro creador que nos hace saber que somos seres humanos y son perfectas".

¡Sí, dije perfectas!

El problema está, en que no tenemos claro el concepto de perfección. A todos nos ha costado mucho confiar en Dios, y en que la vida, lo que vivimos y el cuerpo humano, son perfectos.

Pero perfecto no significa que las cosas salgan como uno quiere, donde uno quiere, en el momento que quiere y con la persona que quiere, ni mucho menos que ocurra lo que creemos es "bueno" o creemos "está bien" para nosotros o "debe de ser"; eso es expectativa y control. Y las expectativas provocan sufrimiento.

De hecho hay 3 expectativas que hacen sufrir a los seres humanos:

1. Pretender que el mundo sea color rosa y no exista "lo malo", cuando son en realidad, perfectos opuestos complementarios. Lo malo sirve para valorar lo bueno.
2. Pretender que la gente te ame como tú los amas, cuando la gente solo puede amar como es y con lo que tiene.
3. Pretender que exista el "deber ser" o "deben o no deben hacer", y aquí entra el concepto de libertad emocional.

Citaré la definición que aparece en el libro: "Diez Lecciones para Despertar la Conciencia de Mujer", de Ann P. Meyer, y que se me hace la más clara y explícita (solo adecuaré la parte femenina, pues es un libro dedicado a mujeres, pero que aplica en general) y dice así:

> *"LIBERTAD EMOCIONAL: Tal vez la libertad más difícil de aceptar y garantizar sea la libertad emocional. Incluye la liberación de todas las personas en nuestra vida, de todos los debería hacer y no debería hacer, relacionados con la expresión de emociones y respuestas emocionales individuales. Esto significa darle a todos la libertad de reaccionar hacia ti, en la forma que elijan, con amor o con enojo, amable o molesto, así como tú también piensas y actúas en formas que son correctas para ti, con todo el Amor que eres capaz de expresar. Esto significa liberarse de la necesidad de reaccionar a sus reacciones o de defenderte o de rendir cuentas de algo que sientes es bueno para ti. También significa que no debes condenarte por tus propias emociones negativas; significa garantizar tu libertad de ser un ser humano que aprende y madura."*

Cada vez que las personas tenemos expectativas, sufrimos; es desgastante, incluso somos muy duros con nosotros mismos y nos frustramos ante nuestras equivocaciones, por ello debemos tener muy claro el concepto de lo que es la perfección.

. . .

De hecho he explicado que el "perfeccionismo" es bueno, si lo entendemos en el sentido correcto, pero esto será material para un próximo libro.

Es muy importante la intención, no sólo la acción. Podemos tener una misma acción con 2 intenciones distintas, por ejemplo dar dinero es la acción, pero puede tener la intención de humillar y hacer sentir menos a alguien, o la intención de verdaderamente querer ayudar.

Ese es el poder de la intención, del que tanto ha hablado Wayne Dyer, y eso es exactamente lo que atrae, así que hay que tener mucha atención a nuestras intenciones, que a la larga son las que producen nuestras acciones y estás a su vez nuestros resultados.

En el caso del perfeccionismo, todos tendemos a lo bueno, por consiguiente, buscamos mejorar, aprender de los errores, corregir y avanzar.

Pero si perfeccionismo lo entendemos como "no poder fallar o no equivocarnos", sufriremos de más, puesto que los así llamados "errores o fracasos" realmente son la oportunidad que nos da la vida para aprender y mejorar algo en nuestro camino y no hay una opción para librarnos de tenerlos en algún momento.

. . .

Así pues, la vida y el cuerpo son perfectos, sobre el entendido que "la vida sabe lo que requerimos vivir, para crecer como seres humanos". Y es increíble a donde ha llegado nuestro control, que hasta le queremos decir a Dios cómo tiene que hacer su trabajo.

Cada vez que rezamos le pedimos cómo queremos las cosas, en vez de pedir fortaleza, entendimiento, capacidad de discernimiento, astucia, habilidad, entre otras cosas más sabias de lo que el cerebro ha entendido como "mejor", cuando realmente más que mejor, ha sido "lo más fácil" puesto que no nos gusta hacer esfuerzos, ni cambios.

Entonces no ha sido un error divino que existan las emociones, de hecho, en nuestro cuerpo sirven para saber qué sentimos y encontrar lo que necesitamos o mejor dicho requerimos.

Así que las emociones sirven para algo, están allí para saber que sientes y encontrar lo que necesitas, pero muchas veces no tenemos ni idea de que es lo que sientes, y mucho menos, de qué es lo que necesitamos.

Siempre pongo el mismo ejemplo porque creo es muy claro y sencillo:
Imagínate que encontramos en la calle a una persona que está temblando y sentado en una esquina.
¿Qué crees que siente?

Tal vez lo que normalmente pensemos es que siente frío.
Ahora, te hago otra pregunta.
¿Qué crees que necesita?
Contesta en voz alta y con honestidad, lo primero que venga a tu cabeza.
Sí, otra vez yo, haciéndote romper el miedo más grande, el miedo al ridículo, respóndelo en voz alta.
¿Qué necesita si siente frío?

Y aquí viene lo interesante, porque seguramente pensaste y contestaste respuestas como: una cobija, una taza de algo caliente, una chamarra, que lo tapes, un abrazo, refugio, hacer que se mueva, etc. Y nada de esto es la respuesta correcta.

¿Qué te quita el frío?
La respuesta es: CALOR.

Moverte o taparte, todos estos son generadores de calor. Así que calor es lo que necesita una persona que tiene frío y todo lo que pensaste son mecanismos para generar calor. Y eso es exactamente lo que nos ocurre, pensamos lo que nosotros creemos que es la herramienta correcta que cubre esa necesidad, y no vemos el abanico de posibilidades, y nos volvemos "necios" o aún peor, nos "frustramos" si no la tenemos en nuestras manos.

. . .

Para todo hay un gran abanico de posibilidades, hay muchas cosas que pueden generar calor, solo tenemos que elegir dentro de esas posibilidades, la más adecuada y conveniente.

Recordemos que muchas cosas son posibles y viables, pero no todo es conveniente u óptimo.

Piensa en esto, hay cosas que son imposibles y otras posibles de realizar. Ambas las podemos imaginar, desear como expectativa; pero si queremos evitar procesos de sufrimiento, habría que analizar los siguientes parámetros de elección.

Algunas cosas son:

- Imaginables: puedo imaginarlas. Tú puedes imaginar lo que se te ocurra, pero puede que eso sea ilusorio, ya que no todo es posible o real.
- Posibles o Viables: significa que pueden ser realizables. Pero entre todas las posibles puedo optar, ya que son reales, pero no necesariamente quiera hacerlas, o sea lo mejor en el momento para mí, o quienes me rodean, con las circunstancias, cosas y personas que tengo aquí y ahora.
- Funcional: son aquellas cosas que funcionan, pero no cubren la totalidad de lo que se requiere, a pesar de ser más fáciles y rápidas, podría haber algo mejor.

- Óptimas: son las más convenientes, aquellas que con lo que tengo aquí y ahora, obtendré un buen resultado, *el mejor resultado* dentro de las posibilidades que hay para mí y para los que me rodean.

Así "lo óptimo" no es algo ilusorio, ni sólo funcional o mediocre; son posibles, reales, viables, y están dentro de las posibilidades que se tienen aquí y ahora, y que proporcionan el mayor beneficio y conveniencia para mí y para los que me rodean.

Tal vez te preguntarás por qué hago énfasis en "también para los que me rodean", y es porque requerimos tomarlos en cuenta, no para complacer y ceder, sino para equilibrar lo óptimo.

Con tan sólo *uno* de los que esté a mi alrededor no esté a gusto, tampoco lo estaré, porque su incomodidad me incomodará también. Por ello se toma en cuenta como un gran parámetro de elección.

Pero los seres humanos tenemos un gran conflicto con la palabra "elegir", ya que desde pequeños se nos educó diciéndonos lo que teníamos y no teníamos que hacer, en vez de mostrarnos pequeños parámetros que nos ayudaran a comprender el contexto y así aprender a elegir entre las opciones buenas "la mejor", y no solo entre lo malo y lo bueno. Esa sería la elección ideal, aprender a elegir con sabiduría, entre dos bienes, "el mejor".

Así que en cuanto al tema emocional, hay que elegir sentir las emociones.

Es sumergirse un poco en ellas para aceptarlas, trabajar con lo que hay, reconocer lo que sientes y encontrar lo que se necesita; y posteriormente marcar las acciones adecuadas para transformarlo, sin pretender evadirlas e ignorarlas, ya que al intentar éstas últimas acciones, lo único que provocaría sería hundirnos en sentimientos.

Insisto en que las emociones sirven para algo, no están allí para "fregarnos" la existencia, sirven para identificar un sentir (no un falso sentir), y encontrar alguna de las infinitas posibilidades óptimas para cubrir lo que requerimos, sin aferrarse a las expectativas.

Esto ocurre por ejemplo, cuando creemos que nuestra pareja necesita algo en específico, pero creemos que eso específico es lo que asumimos como bueno o más fácil para nosotros, y no lo que necesita realmente la otra persona.

Otro ejemplo, tú crees que necesitan como pareja irse de viaje a París pero no hay dinero para hacerlo, y te sientes frustrado. Esa idea es imaginable, posible, funcional, pero no es la óptima ante la circunstancia actual.

. . .

Lo que realmente necesitan como pareja es pasar tiempo juntos de forma agradable, y eso se podría resolver con un simple picnic en el patio de tu casa.

Aquí entra la creatividad y el abanico de posibilidades óptimas. Podrías hacer un París en tu azotea, con un mantel de cuadros rojos y unas copas de vino tinto.

Pero es común, que en ocasiones, a las personas les cueste recibir ese tipo de regalos, porque están aferrados en que lo que necesitan es irse de viaje.

Podemos crear París en la casa primero y luego nos vamos, esa es la ley de la atracción. Cuando le demuestras al Universo que puedes administrar lo que tienes, agradeciéndole sin quejarte, entonces estás abierto a recibir más. Allí ocurre la magia, una vez que demuestres que puedes administrar lo que hoy tienes, te será otorgado más para seguir administrando.

Así, primero se busca la forma óptima de mejorar la relación, porque seguramente un día vas a llegar a tener el dinero para ir a París, pero ya no irán juntos, porque lo básico (la relación de pareja) no lo supieron administrar.

Piénsalo, tiene lógica.

Si a tu hijo le das $50 pesos para el recreo en su colegio y los pierde, no le das al día siguiente $100 pesos, es más, puede que le des menos, no como castigo, sino para prepararlo y enseñarle mejor.

Igual pasa con nosotros.

La vida nos da situaciones complicadas para aprender, y cuando demostremos que ya pudimos con ellas, nos dará más de lo bueno para seguir creciendo.

Y si aún no hemos aprendido, no es que nos castigue al mandarnos más lecciones, nos está dando la oportunidad de aprender y retomar el camino. De nosotros depende cómo lo tomemos, bien dice la frase "lo importante no es lo que nos sucede, sino, cómo reaccionamos frente a lo que nos sucede".

De allí la importancia de diferenciar emoción de sentimiento.

Ya que en realidad los sentimientos no nos permiten ver las alternativas. Y las emociones nos mantienen en un permanente estado de alerta. Y estar alerta es favorable e indispensable.

Visualiza este ejemplo.

Cuando se encienden las luces del tablero de nuestro coche, se nos indica que hay algo que tenemos que revisar interno que no está funcionando correctamente, y que si lo pasamos por alto o no le prestamos la atención requerida, puede ocasionarnos algún problema.

. . .

De igual forma ocurre con las emociones, las enfermedades, las crisis y los "fracasos" y problemas, nos mantienen alerta y nos hacen saber que hay algo interno, a lo que requerimos prestar atención y mejorar.

¿Cuál es la diferencia entre una emoción y un sentimiento?

La palabra **emoción** viene del latín "*emovere*", que significa *mover hacia o desde.* El diccionario de la Real Academia de la Lengua Española lo define como "*Alteración de ánimo intensa y pasajera, agradable o penosa, que va acompañada de cierta conmoción somática. Interés, generalmente expectante, con que se participa en algo que está ocurriendo*".

Lo que más adelante veremos nos proporciona las principales características de una emoción. Otros psicólogos lo han definido como una reacción compleja del cerebro, ante un estímulo externo o interno. En general las emociones nos mantienen alerta, para movernos con estrategia.

En cuanto al **sentimiento**, la RAE lo define como "*Hecho o efecto de sentir o sentirse. Estado afectivo del ánimo.*" Entendiendo que podemos sentir en positivo o en negativo, a favor de nuestro crecimiento o en contra, y ambas posturas son una manera real y posible de sentirnos, por lo que habría que aceptar sin juzgar, observar y trabajar para modificar lo que sentimos a un sentir óptimo y conveniente. Sigue siendo una elección.

. . .

La mejor forma de explicarlo que encontré fue reflexionando que si dividimos la palabra sentimiento en 2 diría: "sentí" y "miento", lo que significa que le miento a lo que verdaderamente quiero sentir, es un falso sentir, algo que se parece a la emoción, pero que no es la emoción.

Ninguno debemos catalogarlos como buenos o malos, simplemente son, por ello no debemos pelearnos si se hacen presentes, sino entraríamos en la "ley de resistencia" (lo que resistes - persiste), y surge el "efecto resorte", de ambos ya platiqué anteriormente; solo hay que aprender a reconocerlos, identificarlos y tener presente sus diferencias, para aprender a manejarlos.

Existen distintas características, que nos ayudan a identificar la diferencia entre una emoción y un sentimiento, y surgen de la definición de la RAE que mencioné:

La emoción antecede al sentimiento, y con ello las características que podemos resaltar son las siguientes:

1. Las emociones "no" se pueden controlar, se aprenden a manejar:

La definición menciona *"algo que está ocurriendo"*. Nadie puede controlar lo que no crea (de crear, no de creer). No se pueden controlar, porque tú no pides tenerlas.

. . .

Nadie se levanta un día pidiéndole a Dios que se le muera alguien porque tienes unas ganas inmensas de sentir tristeza, tampoco te paras pidiendo que exista un temblor para sentir la adrenalina, y mucho menos nos levantamos pidiendo que se nos cruce alguien en el camino que nos haga enojar, porque tenemos muchas ganas de sentir molestia y enojo en nuestras vidas.

Simplemente un día te levantas y alguien te da la noticia que ha fallecido un ser querido, y duele; o te levantas y estás en medio de un temblor y sientes miedo; o se te cruza en el camino alguien que te hace enojar y reaccionas.

Entonces no controlamos las emociones porque no las creamos, y no podemos resistirnos a ellas, porque las intensificaríamos. Sin embargo los sentimientos sí los podemos controlar con herramientas prácticas una vez identificados.

Aquí el problema no es sentir la emoción, es no saber cómo manejar lo que sigue después de ella. Y no importa si nos equivocamos en primera instancia, lo importante es aprender a recuperarnos rápido. Es por ello que aquí entra la segunda característica.

2. La emoción tiene un tiempo corto de duración:

La definición lo menciona *"intensa y pasajera"*. Es rápida, corta, intensa, dura realmente 15 minutos esa intensidad.

¡Sí, dije 15 minutos!

Realmente las emociones duran 15 minutos, y le podrías dar un espacio más, pero no subestimemos "el poder de 15 minutos en tiempo fuera".

Siempre he creído en el poder de los 15 minutos en muchas cosas si se practican con frecuencia, y en el caso de las emociones no es la excepción.

Si le diéramos ese espacio para manejarla, sería mucho más fácil para nosotros.

Si en éste instante empezara a temblar en el lugar en el que estás, te asustarías, y sentirías algo que te sube o baja muy rápido en tu cuerpo, pero también podrías observar que si deja de temblar y sabes por donde moverte o te sientes acompañado y guiado, tu cuerpo se empieza a relajar. Si estuvieras consciente notarías que eso tiene una duración relativamente corta.

Cuando aprendes a manejar mejor la emoción, observarás que después de los 15 minutos el cuerpo se empieza a autorregular si tú le das la válvula de escape indicada, para que la emoción salga de una manera asertiva y prudente.

Puede que se repita el ciclo si te vuelves a conectar, pero volverían a ser 15 minutos para manejarlo y dejarlo salir con asertividad. Sin embargo, si por ejemplo, le dices a una persona que está llorando que deje de llorar, le aumentas 15 minutos más, y si alguien que está enojado, le interrumpes, y le dices "no te enojes" le aumentaste 15 minutos más a su enojo. Recuerda que desde mucho tiempo atrás, hemos escuchado decir que: "para pelear se necesitan dos", por consiguiente en alguien debe caber la prudencia.

Por otra parte, el sentimiento es largo, lento, de los que "friegan quedito" (como se dice en México) porque además no te das cuenta cuando ya estás hasta abajo.

A las emociones no se les puede resistir porque inmediatamente causan un efecto interno más intenso.

Si tienes una emoción permítete vivirla, sentirla y que te duela, para no llegar a sufrirla. Aprende a sumergirte en ellas, sin hundirte en ellas. Ponte tiempo límite. Ahora sabes que duran 15 minutos.

Puedes "darte permiso" de vivir tu emoción un día, no más, ya sabes que es más de lo normal, así que te estarías dando bastante permiso y espacio para manejarlo y reconocerla en ti prudentemente. Ello te da la oportunidad de trabajar la tercera característica.

3. Las emociones se sienten claramente en el cuerpo:

La definición lo muestra al decir "*va acompañada de cierta conmoción somática*". Tienen ciertas sensaciones físicas que empiezas a sentir en ti, y que se expresan de manera clara y visible en alguna parte del organismo. Esas sensaciones, generan acciones (aunque sea no hacer nada, que también es una acción y decisión, como dice el Dr. César Lozano), y esas acciones producen resultados. Por ejemplo:

¿Qué es lo que regularmente vemos en las películas cuando alguien tiene miedo?

Si tienes miedo la gente suda, se hace pipí, le tiritan los dientes, tiembla; cuando la gente está enojada cierra los puños, la voz se pone gruesa, quieres gritar, la mandíbula se tensa, porque el enojo se alberga en 3 lugares, garganta, manos y pies, y es por eso que queremos ofender, insultar, golpear, aventar, salir corriendo o patear.

Esto tiene una razón de ser ya que te permite identificarla para trabajarla, no es un castigo o error, es mantenerte alerta, saber que sientes, para encontrar lo que necesitas y así aprovechar su utilidad, esto lo veremos con más detalle al explicar cada emoción.

Pero el sentimiento no se siente tan claro, y como no se siente se puede quedar mucho tiempo en nosotros, y al no identificarlo sale de distintas formas y causa el efecto resorte dañando a otros o a nosotros mismos. Allí es donde deberíamos de estar conscientes para poderlo manejar de una mejor forma. Y la mejor forma de manejarlo tiene que ver con esta cuarta e importantísima característica.

4. Son privadas, son tuyas y se manejan con responsabilidad y prudencia.

Esta característica es para mí la más importante, no viene en la definición de la RAE, pero es un acto cívico de responsabilidad social, responsabilidad es responder con habilidad, no es carga o peso, ni obligación, es prudencia y pudor, no podemos andar contagiándolas por todos lados, ni dando lástima o andar apanicando, ni enojando a los demás:

Te hago una pregunta muy importante:

¿Tiras tu basura en cualquier lugar y en frente de quién sea?

Realmente confío en que tu respuesta haya sido que tienes la prudencia de buscar un lugar adecuado para colocar la basura fuera de tu casa, y poder enviarla a un lugar donde hagan algo productivo con ella.

Piensa en lo que opinas de la gente que tira basura en las calles. También quiero confiar en que tampoco la tiras en frente de quien sea, no le aventamos nuestra basura a nuestros vecinos en su cara, somos responsables de la basura que se produce en casa, pero de lo que sí estamos seguros, es que por más ordenado y limpio que seas, siempre habrá basura en casa.

. . .

Lo mismo pasa con nuestra mente y con nuestras emociones. Siempre hay basura que constantemente debemos sacar, pero hay que hacerlo de forma adecuada y prudente.

Con las emociones positivas pasa igual, aprendemos a ser prudentes con ellas, podemos compartir nuestra felicidad, pero si sabes que alguien no está bien, lo lógico es motivarlo con prudencia, no puedes restregárselo a propósito en la cara porque no le harías sentir bien, pero tampoco puedes reprimirlo u ocultarlo, pues no le mostrarías un camino que le haga sentir mejor, es lógica pura.

Actuamos en base a la prudencia, y vaya que muchos no conocen esta palabra, que es cuestión de educación y no todos tienen, ni buscan educarse, ni aprender normas de convivencia armónica como responsabilidad social.

Manejar tus emociones con sabiduría repito es una "responsabilidad social para mí".

Además también comprendemos que físicamente hablando, si alguien arrojó basura en nuestra casa, ya se convierte en nuestra basura y tendríamos simplemente que limpiarla y hacernos cargo de ella, poniendo límites con amor, pero no desgastándonos, ni perdiendo tiempo en pelear o buscar culpables. Se trata de resolver. Es por ello que más adelante hablaremos de técnicas para saber cómo sacar prudentemente la basura emocional.

. . .

Por lo pronto, es sumamente importante aprender a RECONOCER las emociones básicas de las cuales ningún ser humano puede escapar, y aceptarlas tal cual son, sin enjuiciarlas, ni catalogarlas como buenas o malas, exitosas o fallidas. Además, tampoco las vamos a justificar, evadir o minimizar.

Un gran problema que tenemos los latinos, y que tristemente hemos asumido y hasta con cierto orgullo como parte de una cultura que no nos beneficia, es evadir las emociones sarcásticamente, burlándose de lo que sienten otros o hacen otros, o de lo que sentimos nosotros mismos, no afrontando lo que por naturaleza requerimos afrontar.

¡Atención! escribí afrontar, que no es lo mismo que enfrentar. Ya lo mencioné cuando enfrentamos algo, lo hacemos forzado, cuando lo afrontamos lo hacemos con la ligereza de hacerle frente, de reconocerlo sin la sensación de pelea, sino de mejora.

Otra forma de evadir de los seres humanos, es cuando nos justificamos (aquí entra nuestra poca toma de responsabilidad y de afrontar lo que nos corresponde asumir, para crecer), esto no nos permite reconocer áreas de oportunidad de crecimiento personal.

. . .

Otro problema de evasión es cuando minimizamos, esto es algo grave que enfrenta México y otros países latinos, ya que parte de su herencia lingüística es hablar en diminutivo, colocando a las palabras el sufijo -ito o -ita y no hablamos de problemas, sino de problemitas, como algo insignificante y casi nulo de reconocer y trabajar.

Así, reconocer las emociones para trabajarlas, y los sentimientos para evitar caer o salir de ellas, es indispensable y urgente, y no se deben evadir, ni ocultar.

Un día en una clase de mi maestría en Puebla, mi profesora de Psicología Evolutiva, la Maestra Nora Albores (a quien recuerdo con mucho cariño), nos explicó que en psicología se usaba la palabra MATEA para identificar a las emociones básicas, pero que si le cambiábamos la última letra al principio reflejaríamos la palabra ÁMATE, y estas letras representan las principales emociones de las cuales ningún ser humano podría escapar y que en algún momento de nuestras vidas, por más que quisiéramos evitar, tendríamos que experimentar; y no solo una vez, sino en repetitivas ocasiones, por lo cual era importante tenerlas presentes y aprender a manejarlas.

Ese ejemplo se me quedó muy grabado en mi cabeza y entendí que esta se había convertido en mi segunda palabra favorita, y que si juntaba RECONOCER con AMATE podíamos entender que "reconocer tus emociones era una forma de amarte".

. . .

Me empiezo a apasionar por el tema, y recordando la experiencia con el hijo de mi amigo de 5 años, en Puebla, que les relaté al inicio del libro, y que detonó en mí interrogantes de mi infancia, aumentó mi curiosidad por esta investigación sobre todo lo relacionado al manejo emocional.

Posterior a ello, un día tuve la oportunidad de ver la película que Walt Disney Pictures distribuyó en el 2015 "Intensa-Mente" (Inside Out), producida por Pixar Animation Studios, donde los protagonistas son las emociones que se encuentran en la mente de una niña, y vi las cinco emociones básicas en ella: Alegría, Tristeza, Temor/Miedo, Furia/Ira y Desagrado/Asco, inmediatamente las relacioné con la explicación que me dieron en mi maestría y descubrí que existía una emoción extra de la cual tampoco se puede escapar y que era esa llamada Desagrado, la cual yo he relacionado con la Envidia.

Aumenté una letra más a aquel acróstico que se había convertido en mi segunda palabra favorita y ahora me sonaba a urgencia, pues formaba la palabra:

A
M
A
T
E
E

Comprendiendo que *"reconocer tus emociones es una forma URGENTE de amarte"*.

Así es como surge el acróstico que siempre he compartido con mi público y pacientes en cada conferencia y que hasta tengo pegado en la pared de mi oficina.

Así que es momento de adentrarnos en ver cada una de ellas, definir para qué sirven, qué se siente, cómo las identificamos y cuál es su sentimiento del que debemos estar alerta y cuidarnos de no caer ni hundirnos.

A = AMOR

La pregunta ¿Qué es el amor? ha sido la interrogante más cuestionada y la menos comprendida hasta el día de hoy por los seres humanos, muchos son los conceptos de lo que el amor es y representa, de hecho, se dice que hasta el más experto en amor, es apenas un principiante ante toda la sabiduría que conlleva esta palabra.

En este libro mejor quiero enfocarme en la siguiente pregunta:

¿Para qué sirve la emoción del amor?

Ya que a pesar de ser ésta una emoción positiva, hay personas que no la quieren sentir, porque les rompieron el corazón o los decepcionaron; porque vieron cómo le rompieron el corazón a alguien muy querido; o porque han escuchado noticias, películas o novelas donde se sufre por amor y no vale la pena, y lo guardan en su programación, negándose a querer sentirlo y cayendo en la ya explicada "ley de la resistencia" o "efecto resorte".

Otras razones por la cual se niegan a sentirlo puede ser porque simplemente la relación de sus padres fue muy problemática, o incluso estar en el otro extremo donde la relación de sus padres fue "tan ideal", que les da tanto temor no poder alcanzar tener una relación igual que prefieren evitar intentarlo; o simplemente porque no se sienten lo "suficientemente buenos" para atraer ese tipo de abundancia a su vida; o tienen dudas de su sexualidad, y ese es un tema de "merecer", ya que si alguien no siente que "es", menos puede "compartir lo que es", y aquí entra una variable muy fuerte que es la "*carencia*".

Cuando escuché la frase que dice "*prefiero amar y que me lastimen, a nunca amar, o no volver a amar por miedo a ser lastimada*", reprogramé un anclaje inconsciente que había guardado durante años y surgieron cambios fundamentales en mi vida personal.

Es por ello que puedo comprender que es cierto que haya personas que se privan de la emoción del amor, por alguna experiencia que tuvieron; esto se graba en el inconsciente y el consciente dice "no quiero", y allí surge el rechazo.

Amar entonces no es malo, muy por el contrario sirve para salir de ti y tu egoísmo, y compartir la vida con otros. Ya no sólo usamos la emoción del amor para una pareja, sino para muchas áreas en nuestra vida y compartir lo bueno que tenemos con el mundo, por ejemplo, sentirme cómodo al compartir mi sabiduría en mi trabajo para beneficiar a más personas, compartir mi tiempo y la vida con mi pareja, mi alegría con mis amistades e hijos, entre otras cosas.

Si bien es cierto somos seres en relación, porque hemos sido diseñados para convivir con más personas y compartir en la vida lo que somos, lo que sabemos y lo que hacemos; también necesitamos ciertos periodos de soledad para reflexionar, recobrarnos y mejorarnos, para seguir relacionándonos, eso sería un trabajo sano y equilibrado de autoestima.

Entonces el AMOR es una emoción y NO es malo sentirla, lo malo es el sentimiento del amor, pero muchos creen que el sentimiento del amor es el odio, y no lo es.

Seguramente has escuchado el dicho que "del odio al amor hay un solo paso", esto es porque cuando odiamos, realmente amamos profundamente a alguien o lo idealizamos, y nos hubiera gustado que sus actos fueran como nosotros creímos deberían de haber sido; eso en realidad es una expectativa que nos hace sufrir muchísimo a los seres humanos.

Te lo explico de la siguiente manera, cuando odiamos, realmente lo que hacemos es enojarnos, y pasan 2 cosas: Esa persona antes hacía algo que me gustaba y me hacía sentir bien y "lo dejó de hacer"; o creía que esa persona "podía hacer algo mejor" y no lo hizo, y confiaba en su capacidad de hacer algo considerado "bueno" para mí.

Entonces lo que nos enoja es que la persona no haya actuado de la manera que queríamos, y al no actuar de esa manera sientes frustración, y si no la sabes manejar, termina en el sentimiento del odio.

Así que no es el odio el sentimiento del amor, el sentimiento recuerda, es algo que se parece al amor, la gente cree que es amor, pero no lo es. Y en este caso es la CODEPENDENCIA el sentimiento del amor.

Una frase muy antigua dice: "cuando hay carencia, se nota la urgencia", y esto lo explica correctamente.

¿Cuando no tienes amor propio, que tienes para compartir?...NADA.

Entonces NECESITAS, y buscas aferrarte.

Aquí entran todas las famosas 'COS que definen codependencia:

- COstumbre,
- COtidianeidad,
- CObardía,
- COntrol,
- COnfort, etc.

Tipos de formas de relacionarnos que no funcionan y que no son buenas, ni nos hacen sentir plenos, y en estas ni siquiera hay un rechazo, sino que verdaderamente creemos que están amándonos y lo que hay es codependencia.

Cuando una persona tolera el "bullying" de un círculo de amigos que cree amar, realmente co-depende de ellos, porque no cree que sea capaz de tener nuevos amigos u otro círculo de amigos distinto a ese que hoy posee.

Por otro parte, hay gente que cree que ama su carrera, pero realmente no se siente satisfecho, no da más de sí mismo, ya que en el fondo no sabe qué otra cosa puede hacer, entonces genera codependencia.

Lo mismo pasa con un trabajo particular, o en una relación de pareja donde crees que amas algo o alguien, cuando realmente estás atado por codepender.

A veces amar es soltar (por ejemplo a personas o puestos de trabajo), para que sean felices con alguien que no eres tú y que tenga la disposición que tal vez no tienes para esa determinada circunstancia, porque tú no le estás haciendo feliz.

La codependencia no nos permite ver el abanico de posibilidades, ni soltar en amor, ni lo que necesitamos realmente, y nos ata a cosas y personas que no nos hacen sentirnos plenos.

Por ello, el sentimiento del amor también te puede llevar a ser obsesivo, a tener posesión, a ser celoso, a aferrarte a las cosas porque las puedes perder, pero realmente es porque sientes que no las puedes volver a producir. De allí es donde se derivan muchas adicciones.

Adicciones que realmente son una manera de "amarrarnos" a algo porque tenemos miedo y no sabemos qué hacer, por eso la importancia del amor propio, **de saber quién eres y cuánto vales**; de saber que no importa lo que pierdas, TE TIENES, y lo puedes volver a producir, restablecer o a recuperar aunque sea de forma distinta, porque tienes ese amor que te hace estar tan contento contigo mismo para poder compartir lo que sabes y eres con otras personas, y luego trascender.

Una pregunta importante que he hecho en mis sesiones particulares y que tú podrías hacerte para identificar si tienes codependencia, es la siguiente:

¿Si fueras millonario o millonaria y estuvieses guapísimo o guapísima, y podrías tener sin dificultad lo que quieres en tu vida, seguirías, con esa pareja, amigos, o trabajo?

Parece superficial la pregunta, pero es muy real, si la respuesta es SÍ, y no está condicionada, hay amor. Pero si la respuesta es un NO, o no lo sé, estamos ante una codependencia, y requieres crecer para ti mismo.

Para poder amar se inicia primero con el amor propio, ese no se pierde, hasta en los libros sagrados se habla de "*amar al prójimo como a uno mismo*", aunque a muchos le cuesta identificarlo.

¿Sabes cómo puedes identificar si sientes amor?

¡El amor da alegría!

Da alegría saber de una persona, verla o simplemente escucharla. Da alegría hacer un trabajo bien hecho, saber que verás a tus amigos o que sabrás de sus vidas si tienes tiempo de no verlos.

Anticipas los momentos de alegría e incluso los revives cuando pasaron; y disfrutamos invertir la cantidad de tiempo que sea con tu pareja, amigos, trabajo o actividades, porque te da alegría hacerlo; pero si te pesa, si hay excusas... no hay amor, hay todo lo que te expliqué con las CO's.

La posesión e inseguridad tienen que ver con codependencia, porque no siento que tenga independencia ni seguridad, tampoco siento que soy autosuficiente, no tengo por consiguiente una autoestima equilibrada o amor propio; y al no tenerlo, busco la aprobación y/o dependo por miedo a que me rechacen en la única o poca opción que veo.

El problema está en que no sabemos "quiénes somos en realidad y en esencia", y lo que estamos haciendo es aferrarnos, por eso celamos, dependemos, controlamos. Realmente estamos en Posesión, no en Amor.

Así observamos como el Amor es la emoción por excelencia, porque inicia con nosotros mismos.

Resumiendo el Amor sirve para compartir lo que somos y armonizar con los que nos rodean, y su sentimiento es la codependencia, algo que se parece al amor pero no es el amor, donde predomina la necesidad de ser amado, aprobado, reconocido, que pertenece; y con una necesidad de "demostrar lo que aún no sé que soy".

Hay formas de trabajar la autoestima, la autovaloración incondicional y descubrir quién eres, en qué eres bueno y tu misión de vida, y es una responsabilidad dedicar tiempo para conocerte, y trabajar en ese crecimiento personal; de allí la importancia de tener muy presente la emoción del Amor, sin intentar evadirla.

M = MIEDO

El miedo es una emoción muy importante, de hecho es la única emoción que acompaña a todas las emociones. Pero a pesar que el miedo sirve para movernos, es la emoción que más resistimos y quisiéramos eliminar.

Hay que comprender que el miedo no es malo, de hecho no existe la fórmula mágica para que no sintamos miedo, me encantaría dártela, pero ya te dije que no te voy a engañar, ni te dejes engañar por nadie, lo que sí se puede es manejarlo con estrategia.

No hay una emoción que no vaya acompañada del miedo, porque el miedo es incertidumbre, y ¿Sabes que va a pasar en dos minutos, dos horas, dos días, dos meses o dos años? La respuesta obvia es no, porque aunque tuvieras un aparato que te diga el futuro, siempre tendrás la duda si ese aparato está funcionando bien en ese momento.

No hay certeza, siempre habrá incertidumbre. Según la importancia de los eventos, habrán algunas cosas que me causen más incertidumbre, más miedo, más angustias, más ansiedad que otras, dependiendo de lo que esa situación signifique en tu vida.

De hecho, ¿Qué emoción crees que representan las lágrimas?

Sabemos que podemos llorar de tristeza, de alegría, de enojo, y hasta de envidia, pero las lágrimas en sí, no representan ninguna de esas emociones, solo las acompañan, por que **las lágrimas son miedos**, todo lo que expulses de tu cuerpo representa miedos: vómitos, diarrea, sangrados, sudoración, secreción nasal, hacerte pipí, ¡representa miedo!

Porque tu cuerpo no lo puede retener, porque no lo está aceptando, porque las cosas están saliendo de una manera distinta, no estoy teniendo el control y no estoy teniendo la certeza de las cosas; eso nos genera incertidumbre y por ende miedo. Las lágrimas entonces son miedos.

Ahora ¿Cómo se maneja el miedo?
Yo tengo una manera muy sencilla de explicarlo.

Imagínate que estás en el mar y el agua te llega hasta la cintura y se levanta una ola frente a ti.

¿Qué haces?

Contesta esta pregunta con toda honestidad, sin importar que te equivoques, recuerda ¿Qué puede pasar?, nadie te está viendo, ni escuchando.

¡Sé honesto!

Muchas personas me contestan corro, nado, me aviento de frente, cierro los ojos, me hundo, etc. Y ninguna de esas respuestas es estratégica, es imposible nadar, brincar, correr, y si te quedas paralizado la ola hasta te revuelca.

Digas lo que digas, he comprobado en todos estos años de terapia, que la manera en la que contestas esta pregunta es exactamente como te estás moviendo ante las situaciones que estás viviendo en tu vida.

Por ejemplo, hay quienes corren de las situaciones, otros quieren aventarse y afrontarlas pero peleándose con la vida y no es necesario golpearse; hay otros que cierran los ojos y se dejan mover para donde los lleve, sin dirección; o simplemente se quedan inmovilizados.

Analiza tu propia respuesta, y verifícala con la forma en la que te mueves en la vida.

Entonces si el miedo mueve, hay que comprender que hay 2 tipos de movimientos, los impulsivos y los estratégicos, tal como lo expliqué anteriormente.

Hace muchos años en una playa en Panamá, llamada "El Palmar", encontré la respuesta adecuada a esta pregunta. Estaba con mis hijas en una clase de surf, y platicando con un surfista le pregunté cómo le hacían para meterse con una ola tan grande, y si es que no le daba miedo.

El chico me contestó que las olas se manejan igual que el miedo: te quedabas quieto y te sumergías (no hundías) dejando que se pasara o te movías pero con estrategia, como lo hacían ellos con su tabla de surf.

Y es cierto, de allí empecé a interesarme aún más en estudiar sobre estas 6 emociones y empezar a escribir sobre ello.

Así que recreando la escena, lo que requieres hacer es agarrar aire y sumergirte (no hundirte) estando alerta, atento y dejas que pase la ola, no es algo que involucre mucho movimiento de tu parte, que te canse o debilite. Simplemente si ya conoces una técnica, pasos o estrategias como los surfistas fluyes. Ellos pueden estar ante olas enormes, pero fluyen estratégicamente y esa es la diferencia.

Entonces el miedo sirve para tener un plan de acción, para fluir con estrategia. Cuando sientas miedo de algo te quedas quieto un tiempo determinado para esperar que pase la emoción, mientras puedas pensar mejor, y así poder moverte con estrategia posteriormente; o si ya tienes la estrategia te mueves con ella con un plan de acción estructurado, ese es el mensaje del miedo, para eso sirve, para "moverte con estrategia".

Cuando vivía en Puebla me encantaba aprender las reglas ante un temblor, ya que yo nunca había vivido uno en Panamá, y me hacían repetir una frase en el colegio de mis hijas: "ante un temblor, no corro, no grito, no empujo", y cuando viví mi primer temblor... corrí, grité y empujé, jajaja.

Pero aprendí para qué eran las señales y letreros en los edificios, que te indican cómo moverte y qué hacer en caso de un temblor o incendio, por dónde y hacia dónde ir y eso era moverse con estrategia; porque la emoción no la puedes evitar, pero te da seguridad saber un mínimo de cómo moverte, y a pesar de que grites sabes que hacer estratégicamente aunque sea gritando, y eso te da cierta seguridad y calma mental.

Entonces el miedo se maneja con un plan de acción, y como toda emoción, te sirve para mantenerte alerta cuando las cosas se están saliendo del panorama común o normal al que estabas acostumbrado.

Pero el sentimiento del miedo (que es el que ya no está a gusto), se desdobla en dos: uno es el SER MIEDOSO Y PARALIZARSE, y el otro es el que APANICA A LOS DEMÁS (es decir, alguien que no quiere vivir su miedo solo y requiere sentirse acompañado aunque sea apanicando a los que le rodean).

Allí es donde tenemos que tener presente una de las características de las emociones, y que mencioné como la más importante para mí, que es el hecho de que son privadas, son tuyas y no podemos andar contagiándolas en negativo a los demás.

Hay personas que ante la ola quieren huir, correr, nadar y eso es imposible, realmente se trata de afrontar la situación, pero afrontar es distinto a enfrentar (como ya lo habíamos mencionado), enfrentar la ola es "me voy de frente con mi cara en la ola" eso nos golpearía, nos lastimaría, y lo que hay que hacer es vivir la experiencia y fluir.

Por eso te mueves con estrategia o simplemente fluyes con las condiciones que hay, hasta que las cosas se calmen para moverte con un mejor plan de acción. Pero fluir con la ola, no es lo mismo que dejar que te lleve, por eso uno preveé, para que no te gane el automático.

Si bien es cierto, hay situaciones en las que no puedes pensar mucho y no te da tiempo de marcar una estrategia, y requieres entrar en automático, no son la mayoría. En estos casos, recuerda que lo importante no es "no equivocarse", somos humanos también, lo importante aquí es "recuperar y retomar el camino lo más rápido posible".

Si no resulta como quisieras, pero hiciste un plan de acción, tal vez no estarás contento, pero sí satisfecho, porque habrás hecho todo lo que estaba en tus manos hacer.

Así que recapitulemos, el miedo mueve, y sirve para mantenerte alerta, protege y sobretodo te permite moverte con estrategia. El sentimiento del miedo es ser miedoso, paralizarte o apanicar a los demás, y ser miedoso es una excusa para no crecer, por ello hay que aprenderlo a vencer.

El miedoso, se paraliza, se deprime, se enferma, no crece, ni avanza. El que reconoce el miedo, lo acepta, lo estudia, y marca un plan de acción y crecimiento. Es normal que ante el miedo pongamos excusas para distraernos, y simplemente hay que reconocerlas y trabajarlas.

Por ejemplo en mi caso en particular, recuerdo que justo cada vez que me sentaba a escribir, me ponía a limpiar, a arreglar cosas en la casa, en fin, como mujer, me distraía con las cosas del hogar. Hay muchos hombres que se distraen con otro tipo de actividades, identifícalas, ese es un buen ejercicio de reconocer.

Pero en general hombres y mujeres nos distraemos con excusas, quejas, justificaciones, culpas, y pensamientos y sentimientos negativos que nos impiden el crecimiento. Algunos llegan a somatizarlos, enfermándose o deprimiéndose. Es por ello que en el siguiente capítulo, te estaré compartiendo la estrategia para manejar emociones y controlar sentimientos para alcanzar nuestros objetivos.

Recuerda que ser valiente no es ausencia de miedo, ser valiente es moverte a pesar del miedo y romper con tu zona mediocre de confort.

A = ALEGRÍA

Esta es una emoción que todo el mundo debería tener, sin embargo es una emoción que hay personas que se la quieren privar, tanto para ellos como a los que los rodean, por el dolor que puedan estar sintiendo.

Hay cosas que definitivamente nos duelen, pero hay una gran diferencia entre el dolor y el sufrimiento, se dice *"que el dolor existe, pero el sufrimiento es opcional".* Cuando se sufre se cae en la evasión. Por ello la emoción de la alegría hay que usarla con prudencia, porque es muy fácil caer en sus sentimientos, algo que se parece a la alegría, pero que no lo es. Veamos cuáles son estos.

No es lo mismo estar alegre, a hacerte el CHISTOSITO - BURLÓN - SARCÁSTICO o el FANTASIOSO - FUERA DE LA REALIDAD, que son las 2 posturas negativas, sentimientos de la alegría.

El típico "chistosito o burlón", el que está todo el tiempo diciendo chistes hasta con una risita nerviosa muy peculiar incluso en momentos complicados, caer en la "burla o el sarcasmo", con chistes fuera de lugar y contexto, son muestras de lo que es contrario a la alegría y que denota un profundo dolor escondido.

Son personas que viven sin reconocer su verdadero sentir, porque no quieren volver a experimentar dolor e inconscientemente hicieron anclajes de protección, ya que no han trabajado su verdadera emoción de forma profunda, y usan la evasión como mecanismo inconsciente de defensa personal.

Esto no es la mejor manera de afrontar las situaciones, pero es lo que les ha estado funcionando y por ende lo sostienen, sin saber que podrían estar y sentirse mejor.

De hecho he llegado a observar que detrás de cada *burla* hay un profundo "miedo", y detrás de cada *sarcasmo* un profundo "dolor", que no se ha querido reconocer.

Cuando alguien se burla de alguna situación o de una persona, es una manera de evadir el miedo interno a algo que cree no puede transformar, en vez de afrontarlo, queriendo disfrazarlo sin reconocerlo; cuando la postura ideal es tomar en serio lo que ocurre y buscar el lado óptimo, además de "apoyo profesional para superarlo".

Por otro lado, cuando alguien es sarcástico, oculta un dolor muy profundo y como pretende evadirlo, muestra alguna o varias de éstas posturas: reflejar diversión permanente ante la vida, demostrar poder solo con todo, saber de todo y tener la verdad absoluta, pretender que poco importan las emociones dolorosas, no escuchar o reconocer la postura diferente de otros evadiendo directa o indirectamente, mostrar una careta de felicidad constante, estar siempre bien y feliz ante la vida y sus adversidades, entre otras... Como un mecanismo de defensa.

Estas actitudes muestran que después que una persona vive algo muy profundo que le lastimó, no quiere volver a sufrir o que le duela, y no es consciente que esa energía negativa (que no ha trabajado asertivamente o cree ya trabajó una vez; y no se requiere volver a hacerlo; y que pretende no tomar en cuenta), sigue allí, y tiene que salir de alguna forma aunque se pretenda ocultar (como el resorte), y saldrá hiriendo a otros, o a sí mismos.

En algunos casos ante esa evasión se hacen presente **enfermedades o adicciones** a pesar de tener una gran inteligencia, o se ve reflejado en su cuerpo en formas no saludables (caso donde frente a la obesidad, se prefiere decir de forma chistosa que están "rellenitos" o "gordibuenos" y hasta hacen plática justificante sobre el tema, en vez de resolverlo, pues hay un miedo a seguir siendo lastimados por el comentario de otros, pero que en el fondo no reconocen es un tema importante por sanar, y lo digo con conocimiento de causa pues yo fui gorda y adolescente bulleada, y pasé por ese proceso).

Realmente la presencia de ese sentimiento es una señal para poder ver reflejado el dolor intenso que aún se guarda y que muestra lo que se requiere trabajar, por ello NO hay que enjuiciar a quienes lo viven, pero sí hay que reconocerlo y transformarlo.

Así que cuando alguien sea sarcástico o burlón contigo, no te enganches, ni lo tomes personal, comprende, limpia y suelta, es parte de su lección, no la tuya.

Ellos requieren sanar primero, si quieren ser merecedores de gozo, una palabra que para mí no es superficial, ni momentánea como la hemos creído comprender. "Gozar la vida y vivir el momento", dista mucho de sentirse *"Satisfechos y en Paz"*, y eso se refleja.

En mi experiencia personal, habrán cosas que no nos den felicidad, pues reconocemos que no han sido gratas en nuestro caminar, pero a pesar de ello, podemos sentir una alegría que yo equiparo con el "gozo".

GOZO según la RAE *"es la alegría del ánimo",* y eso para mí se da al sentirnos complacidos, satisfechos de haber hecho lo humanamente posible. Miguel Ruiz en su Libro Los Cuatro Acuerdos lo llama "*Haz siempre lo máximo que puedas*", su cuarto acuerdo. Estar alegre equiparado a gozo, es saberte satisfecho en paz y con la gratitud de haber hecho tu máximo esfuerzo y aún tener oportunidad de hacerlo mejor o distinto.

De no sentir haber dado lo máximo, o que alguien no dio su máximo, estamos frente a una basura emocional que hay que limpiar.

En cuanto a la figura de "el fantasioso", es aquel que vive en Disney todo el tiempo, y cree que el mundo es color rosa, que no pasa nada, con frases típicas como "no tengo problemas", "todo está perfecto"... Siempre muestra ceguera emocional, y nunca ve la existencia de nada negativo en la vida, cuando entendemos perfectamente que lo malo sirve para valorar lo bueno, y es parte del aprendizaje de vida.

Es el típico "nosotros nunca tenemos problemas, ni discusiones", "yo nunca me enojo o engancho", entre otras más que sabemos son imposibles, ya que toda vida tiene sus desafíos y sus altas y bajas que desequilibran, y requerimos aprender a manejar asertiva y periódicamente.

Verdaderamente hay gente que piensa que es incorrecto sentirse mal, incluso les da pena o vergüenza, y esa es una programación de víctima que también requerimos trabajar. Ninguna de estas posturas son reales y están muy distantes de lo que verdaderamente es la alegría.

La alegría es gozo, gratitud, satisfacción; gozo por lo bueno que hay alrededor, aunque no estés del todo bien. Es el poder bendecir la felicidad de otros, simplemente porque tú quieres atraer felicidad a tu vida. Es el gozo por estar vivos y cada día tener una nueva oportunidad. Dios nos dio 2 regalos valiosísimos, vida y cerebro, y este último sirve para encontrar siempre respuestas y caminos, y disfrutar el trayecto mientras vivimos.

Existe una postura hawaiana que dice "Bendice lo que quieres", y va de la mano con la emoción de la alegría, es estar tan bien contigo mismo y tu acciones, hacer limpieza emocional periódica, que a pesar de estar pasando por momentos difíciles o de desdicha, puedes bendecir a aquellos que están mejor que tú.

Hay personas que se privan de la alegría, sobre todo en los momentos no tan gratos como en un velorio, cuando a pesar de la tristeza porque alguien que se nos fue, no pueden ver que todavía quedan muchas personas por disfrutar.

Si manejáramos con sabiduría la emoción, no tendríamos por qué enojarnos si alguien está manifestando su alegría. Esto no quiere decir que tengas que estar contento porque alguien se murió (de hecho requieres vivir un proceso de duelo normal ante la pérdida), pero quiero decirte que sí puedes estar alegre y gozar a las personas y cosas que aún tienes y con las que puedes compartir, o simplemente sentir el gozo de lo que conviviste, aprendiste y disfrutaste de ese ser que ya ha partido de éste plano físico. Sin embargo eso depende de lo que hayas realizado mientras esa persona tenía vida y estaba a tu lado.

Hace muchos años tuve una paciente en Puebla que tenía 2 hijos y el menor estuvo 2 años en un hospital con cáncer terminal. Ella le dedicó su vida entera a su hijo, y al fallecer lo primero que hizo fue cumplirle a su hija que le quedaba, el mayor del deseo que era irse de viaje a un parque de diversiones, y fue sumamente criticada por su esposo y su familia, ya que para muchos, ¿Cómo era posible que se fuera a disfrutar, cuando su hijo acababa de morir?

Realmente ella sentía que había hecho todo lo humanamente posible con su hijo, se sentía satisfecha con su actuar mientras estuvo vivo, y ahora le tocaba disfrutar a su hija, a quien no había podido atender en años como a ella le hubiese gustado.

¿Qué ocurre aquí?

Por cultura general traemos una programación de víctimas, donde tenemos una necesidad de sufrir, de auto castigarnos, de no merecer, simplemente de no ser feliz.

Si se muere un ser querido, no te hará estar contento, pero te puedes sentir satisfecho porque hiciste todo lo humanamente posible mientras estuvo vivo y lo disfrutaste y atendiste.

En los casos donde las personas se quedan con un sufrimiento y dolor profundo, es por el sentimiento de culpa de no haber dado lo mejor mientras estaban con vida; y aunque las personas ya se hayan ido, puede trabajarse con las estrategias sugeridas en el capítulo siguiente.

Dios no se equivocó. La alegría es importante porque sirve para disfrutar la vida. Alegría repito no quiere decir siempre estar contento.

Así que recapitulemos, gozo y satisfacción: es sentir que hiciste lo mejor que tenías en tus manos, mientras se podía, y agradecer el haberlo tenido y la oportunidad que aún se tiene de vida. Habrán cosas que no nos den felicidad pero lo que siempre se debe procurar, para no caer en el control o expectativas, es hacer siempre tu máximo esfuerzo, para eliminar el sentimiento de culpa y sentir plenitud, paz y quedarse satisfechos.

Está comprobado que el cuerpo humano está diseñado para sentir felicidad cuando logra cosas, y frustración y sentimientos negativos cuando no las logra, las dejó de hacer o las dejó pasar. Esa es la definición de culpa.

La **culpa** es el nivel energético más bajo que podemos tener los seres humanos y la sentimos cuando sabemos que pudimos haber hecho algo o haber dejado de hacer algo y no lo hicimos. Cuando nos sentimos culpables nos castigamos, y el primer castigo que nos imponemos es privarnos de la alegría y de disfrutar.

Al hacerlo así, no nos permitimos ver las emociones como algo que nos mantiene alerta, sino que las vemos como algo que nos hace sufrir, que nos impide, que nos golpea, y claro que esa no es su función en nuestras vidas.

Entonces alegría es el gozo, la satisfacción y la gratitud por el hecho de estar vivos y tener este regalo llamado vida, y la oportunidad simplemente de estar. Sin embargo, también sabemos que como cualquier regalo, lo podemos rechazar, tirar a la basura, regalarlo a alguien más o simplemente aprovechar, agradecer, apreciar y disfrutar.

Alegría es la composición interior que ya tienes, como un elemento que ya forma parte inherente de ti, indispensable para disfrutar la vida, y el regalo ya está dado, es una decisión nuestra disfrutarlo.

Su sentimiento es la fantasía, la burla y sarcasmo, el típico "me vale". Y es normal encontrar personas así. ¿Cómo podrías manejar a una persona que no tiene alegría? Piensa en esto, si el café está amargo ¿Qué le echas?, ¡Azúcar verdad!

Entonces si una persona está amargada, necesita de tu dulzura equilibrada (mucha lo empalagaría), cada quien da lo que tiene, pero con prudencia, recuerda siempre respetar sus procesos, pero trabaja en los tuyos y llénate de la Alegría para poderla dar.

T = TRISTEZA

La tristeza es una emoción que aparece ante cualquier pérdida, por consiguiente cada vez que perdemos algo estamos tristes, y estaremos pasando por un proceso de duelo.

Hay que recordar que ante el duelo se viven varias etapas que no necesariamente tienen que darse de forma ordenada, podríamos sentirlas mezcladas y salteadas, pero definitivamente pasaremos por todas ellas.

Las etapas del duelo son 5:

- Negación
- Tristeza
- Enojo
- Negociación
- Acomodo.

Esto lo vivimos con la pandemia del 2020, primero algunos negaban que fuera cierto, luego muchos se deprimían estando en casa y valorábamos con tristeza lo que podíamos hacer antes; luego llegó el enojo por seguir aún con privaciones hasta económicas; luego negociábamos las salidas para visitar a amigos o regresar a las labores de trabajo, hasta esperar el acomodo. Y en cada una de ellas, podíamos repetirlas y entremezclarlas. Pues así es ante cada pérdida.

Así que ¿Qué tendríamos que entender con la tristeza?

Cada vez que perdemos algo, ya sea una relación, dinero, amigos, un ser querido, trabajo, la salud, algo material, estabilidad, sueños, objetos, entre otras cosas, aparece la tristeza, y esta emoción siempre va acompañada del miedo, miedo a saber ¿Qué voy a hacer ahora con esto que perdí y ya no tengo?, es por ello que en la gran mayoría de las veces, la tristeza va acompañada de las lágrimas, que ya explicamos representan miedos.

Así que la tristeza realmente es el tiempo fuera que Dios y la vida nos regala, ante una crisis, problema, enfermedad, y ésta nos mantiene alerta, nos avisa y brinda la oportunidad de reflexionar y replantear el objetivo ante eso que perdimos.

Es decir, un espacio de tiempo para analizar qué vas a hacer ahora con eso que ya no tienes. Realmente es una oportunidad, pero como toda oportunidad, la podemos aprovechar o dejar pasar. Lamentablemente por programación cultural aparece nuevamente la evasión.

Generalmente los seres humanos cuando estamos tristes, lejos de tener un espacio para reflexionar, lo que hacemos es salir con nuestros amigos, ir de compras o de paseo, algunos buscan refugio para desconectarse y no sentir la emoción en el alcohol, las drogas, los juegos, el sexo, la comida, entre otras adicciones, que lo único que logran es evadir aquello para lo que sirve la tristeza.

De hecho, considero que la tristeza es el regalo más hermoso que Dios nos ha brindado, porque con ella nos permite reconocer que las cosas y personas aún nos importan.

El dramaturgo romano Terencio decía "*nada de lo humano me puede ser ajeno*", y eso aplica hasta con nosotros mismos.

Nada de lo que sintamos, nos puede ser ajeno, hay que afrontarlo y manejarlo con sabiduría. Nuevamente la evasión no es la mejor solución, podrá hacerte sentir bien momentáneamente, pero tarde o temprano requerirás acomodar y replantear el objetivo.

Créeme que cuando lo comprendes y lo pones en práctica, se siente diferente. La confianza en tí mismo y en tu capacidad de tomar decisiones aumenta y favorece tu creatividad, indispensable para tu crecimiento en todos los aspectos y áreas de tu vida.

Imagínate que un día escuchas a un ejecutivo llegar a su junta de trabajo tarde y decir "disculpen la tardanza, es que acaba de morir uno de mis hijos, pero no se preocupen que todavía me quedan dos, prosigamos con la junta". ¿De miedo verdad? Pero ¿Qué crees? no estamos tan lejos de esta realidad.

Cuando vemos tantos asesinatos y bebés tirados por sus propias madres en basureros y la gente sigue su día como si nada. La tristeza nos hace humanos, y por eso para mí es un hermoso regalo, que muchos aún no han comprendido para poderlo valorar.

Ante la pandemia 2020, todos sufrimos alguna pérdida: la pérdida de nuestra rutina cotidiana, la libertad de movimiento, de dar besos y abrazos, de la economía, relaciones y para algunos aún peor, la pérdida de la salud y de seres queridos.

Todo esto forzosamente nos hizo pasar por un duelo, y vivir cada una de sus etapas aunque no las conociéramos. Es por ello que me era urgente compartir este libro con el mundo, y compartir algo que llevaba años estudiando, investigando, comprendiendo y enseñando en cada una de mis pláticas y terapias.

Así que no es de extrañar que ante la tristeza es cuando más lloramos, porque más presente está el miedo y la incertidumbre. Pierdes algo y te entristeces porque tienes apegos y te aferras a ello. Vamos a perder muchas cosas en nuestra vida y la lección del apego la vamos a tener a cada momento.

Por eso tenemos que aprender a ser resilientes, ya que no todo va a salir siempre como queremos, existe la "ley 10/90", que te dice que hay un 10% de las cosas que no dependen de ti, pero el otro 90% depende exclusivamente de tu actitud, por eso la frase célebre de Epíteto que tanto he mencionado en este libro: *"el problema no es lo que te sucede sino cómo reaccionas frente a lo que te sucede"*.

Así la actitud la vamos a manejar mejor si tenemos claros algunos conceptos y algunos parámetros para poderlos ir trabajando.

Entonces si ante la tristeza siempre hay un duelo y una pérdida ¿Qué puedo hacer?

Si lo que perdí fue un familiar, y esta persona me daba estabilidad económica, amor, pláticas, tiempo, cuidados, la pregunta recurrente es ¿Ahora qué voy a hacer sin esto?; cuando pierdo un trabajo nos preguntamos "ahora ¿Cómo voy a tener dinero?"; si pierdo una pareja "¿Con quién voy a salir?"; si pierdo un objeto "¿Cómo lo voy a volver a conseguir?"; si pierdo dinero "¿Cómo lo voy a recuperar?"...

Esas son las preguntas típicas que nos hacemos y no hay que evadirlas o dejar su respuesta para después, lo que uno tiene que hacer es *replantear el objetivo.* Para eso sirve la tristeza, la tristeza sirve para replantear el objetivo y preguntarme:

Ahora con esto que ya no tengo, ¿Qué voy a hacer?

Como está el miedo presente, y el miedo sirve para moverte con estrategia, replanteo el objetivo y marco un plan de acción para moverme asertivamente.

Por eso, si lo que perdiste es un trabajo, ¿Cuál es tu nuevo objetivo?, ¿Buscar un trabajo? ¿Cuál es el plan de acción?, ¿Cuántos currículum voy a meter?, ¿cuántas personas voy a ver?

Si lo que tengo es miedo porque se murió alguien, y ese alguien me daba seguridad económica, ahora ¿Qué vas a hacer con eso?, ¿Cuál es el plan de acción?

Si lo que me daba era compañía ahora ¿De quién me voy a acompañar? Y ese plan de acción al ejecutarlo, es el que te dará equilibrio y alegría a tu vida nuevamente.

De hecho la película Intensamente te lo explica, no hay tristeza sin alegría, y no hay alegría sin tristeza, porque son opuestos complementarios.

El dolor humano también nos tiene que mover a nosotros y sigue siendo algo que nos mueve, pero nos tiene que mover con estrategia, no reactivamente.

Muchas veces cuando estamos tristes nos mueve, pero nos mueve de una manera impulsiva. Puede ser también que nos paralice y no podemos hacer absolutamente nada, porque no queremos hacer nada, estamos tirados en la cama y no nos queremos parar.

Y eso querido lector es el sentimiento de tristeza, algo que se parece a la tristeza pero ya no lo es, esa es la DEPRESIÓN.

Lo contrario a la tristeza es la depresión, ésta es la que ya no se vale, el no querer pararme de la cama, no querer hacer algo ni comer o bañarte, no tener ánimo, estar quejándome todo el tiempo buscando culpables o de plano sin hablar; el no tener objetivos ni proyectos, creyendo que el mundo está en tu contra, creer que todo está perdido y no hay salida; no trabajar en un plan de acción, o lo que es peor el no querer vivir, eso es lo que no se vale.

Ahora no es lo mismo estar en depresión, a tener momentos depresivos. La RAE define a la depresión como *"síndrome caracterizado por una tristeza PROFUNDA"*. Es cuando nos hundimos en la tristeza lo que no se vale.

Enfrentar duele, y por eso evadimos, no queremos volver a sentirnos así. Aquí nuevamente se presenta el efecto resorte, y se requiere cambiar la manera de pensar, recuerda en vez de decir "no lo voy a poder enfrentar", elegir decir aquí estoy "lo voy a afrontar", y créeme no se puede solo, si buscas ayuda profesional va a ser todo mucho más fácil, eso es realmente hacerle frente.

Recapitulando, la tristeza es una hermosa emoción, que mantiene alerta y sirve para "*reflexionar* y *replantear el objetivo, marcar un plan de acción ante eso que perdí y ya no tengo*".

Su sentimiento sería la DEPRESIÓN y el SUFRIMIENTO, lo cual no me beneficia ni para llamar la atención. Por el contrario, lo único que genera es lástima de quienes te rodean y eso no te da felicidad.

Nadie quiere estar con alguien que se la vive enfermo, quejándose, reclamando, echando culpas, justificándose, lamentándose. Si no me crees, pregúntate si te gustaría llevarte un mes de viaje a alguien con estas características, solo ustedes, sé honesto con tu respuesta.

Pues no te conviertas en uno de ellos. El dolor existe, es válido y es real, pero el sufrimiento y hundirte es opcional.

Créeme que hay mejores formas de llamar la atención, el éxito y la felicidad una de ellas, al principio podrás ser criticado, pero en el silencio de quienes te observan, se preguntarán cómo le haces, pues a la larga, nadie se resiste a la felicidad.

El dolor es un magnífico maestro, en todo el trayecto de la vida van ocurrir muchos eventos donde habrán cosas, personas y condiciones que perder, empezando por el deterioro normal del cuerpo y la muerte de seres queridos, que muchos no aceptan y en lo interno sufren o realizan acciones imprudentes y con resultados dolorosos.

Dios te regala con cada pérdida, ese espacio para limpiar, sanar, y replantear. No existe el Dios castigador; más bien te alecciona, te brinda nuevas oportunidades. El control, apegos, frustraciones y expectativas, siempre harán sufrir a los seres humanos, porque aunque las tengas, siempre estará el miedo de poderlas perder. Así que de ti depende ante la tristeza aprovechar la oportunidad de vida, reflexionar, y replantear el objetivo.

E = ENOJO

¿Cuántas veces escuchamos decir "no te enojes, el que se enoja pierde"? Pero ¿Cómo evitar enojarse? Si sabemos que el enojo surge cuando algo o alguien externo a mí, detona esa emoción en mí de forma inevitable.

Partamos de la afirmación que el enojo es una emoción que sirve para algo, que no está allí por error. El enojo es indispensable para poner *límites con amor,* pero se nos educó en el que no hay que enojarnos, que hay que ser buenas personas, que tenemos que tener un corazón limpio y puro, pero ¿Cómo le hacemos si ya estamos enojados?.

El enojo no es algo malo, es una manera de mantenernos alertas, cuando algo no está saliendo como estábamos acostumbrados, y como lo mencioné en líneas anteriores, nadie se para diciendo: "hoy tengo ganas que alguien me miente la madre para enojarme", eso es absurdo.

Alguien actuó, reaccionó o dijo algo que te molestó, porque te saca de la rutina que tenías o de lo que conocías, podías y creías controlar.

Todos somos controladores por excelencia, y no nos gusta perder el control, pero ese enojo que sentimos, y que no está mal, nos mantiene alerta para restablecer lo que teníamos en armonía y poner límites si hay que ponerlos, pero límites con amor.

Lo que no se vale del enojo, sería su sentimiento que es el ODIO, el RENCOR, el RESENTIMIENTO, la VIOLENCIA FÍSICA o VERBAL, y la VENGANZA.

Ésta última está comprobado psicológicamente, que te deja una carga emocional más grande de lo que te hicieron, porque lo que te hicieron, tú no lo pediste; pero lo que tú devuelves "lo elegiste", entonces ahí entra el sentimiento de culpa y eso no sirve para nada, no te hace sentir bien, y lo único que genera en tí, es el auto castigo como lo expliqué anteriormente.

Si en verdad quieres vengarte, enfócate en ti y en crecer. Soy una fiel convencida de que la mejor venganza es: *"Guapa o guapo, exitosa o exitoso y feliz".*

Nadie lo puede resistir, además el enfoque está absolutamente en ti y no en dañar a alguien más, que a la larga termina dañándote a ti mismo.

Para identificar el enojo, hay que saber que este se alberga en 3 lugares: en la garganta, en las manos y en los pies, por eso queremos insultar, gritar, pegar, golpear o aventar cosas, patear o salir corriendo. El nudo en la garganta no es tristeza, es enojo; así como el vacío en el estómago y la opresión en el pecho es tristeza.

Así que una buena forma de manejarlo asertivamente, es hacer ejercicio, correr, ponerte en movimiento, gritar (más no gritarle a alguien) haciendo un grito de guerra desde el centro de tu estómago, arrojar piedras al mar, al vacío o a un lago, entre otros ejercicios más que veremos en el capítulo siguiente.

Yo en lo personal, no sugiero las técnicas de pegar con un bate que luego usan, o la del box pegándole a un costal, incluso hay quienes le ponen una foto y le pegan como si fuera una piñata con algún objeto o directamente con las manos.

Eso para mí es alimentar el enojo que va cayendo en el resentimiento, "re-sentir" o sea, volver a sentir una vez más eso que no te hace bien, no es sacarlo asertivamente.

Estás alimentando lo que no quieres en realidad, lo que hay que hacer es sacarlo, en eso sí estoy de acuerdo, pero hay mejores y más efectivas formas de hacerlo.

Quemar un papel con un escrito por ejemplo, deja un registro mental, porque con tu mano estás sacando las letras y luego reprogramas cuando lo quemas; gritar, pero como mencioné, gritar como grito de guerra no para lastimar (no es lo mismo insultar a alguien de frente, que sacar estas cosas que sientes y reconocerlas); es saber que si las pudiste pensar y sentir, estaban allí adentro y te dañan a tí, por lo cual hay que sacarlas, pero prudente y asertivamente, es decir con estrategia.

Lo que no se vale es guardártelo, tragártelo, porque implotas; ni tampoco explotar con los que te rodean, las emociones repito son privadas y hay que aprender a manejarlas.

La mejor técnica para limpiar el enojo después de sacarlo con prudencia, es "el perdón", ya que perdonar no es un beneficio para el otro, perdonar es un beneficio para ti, realmente lo que estás haciendo es sacar ese sentimiento negativo, ese veneno que no daña al otro, sino a ti mismo.

Entonces, el enojo, sirve para poner límites con amor, pero ¿Qué se entiende con eso?

Cuando tomaba la maestría, tenía un compañero sacerdote a quien aprecio y valoro muchísimo, pues me aclaró muchos conceptos, el padre Mariano, allí le pregunté muchas cosas de la Iglesia Católica que no comprendía, entre ellas la frase: "hay que poner la otra mejilla".

Realmente me hacía ruido esa frase bíblica. Y el padre me compartió una gran enseñanza, me dijo que cuando tuviese que analizar una situación o caso en particular, me remontara siempre a esa época que se vivía, porque si pretendía comprenderlo con la actualidad, las circunstancias seguramente serían muy distintas.

Así que me explicó lo siguiente:

En la época de Jesús, uno de los castigos al no pagarle el tributo al Rey, era una bofetada en la plaza pública, pero era "una" bofetada, si el soldado se excedía y te daba más de una, era abuso de autoridad y el que iba preso era el soldado.

Por lo cual, Jesús nos enseñaba que cuando sintieras que se cometía contigo una injusticia pusieras la otra mejilla, y así se haría justicia sin embarrarte tus manos. En ningún momento nos sugirió, regresársela, ponerle el pie, hacer justicia por tu mano; nos dijo pon la otra mejilla, y eso es poner límites con amor.

Ante el enojo, una de las mejores técnicas de poner límites con amor, es la plática asertiva y estratégica, la negociación con técnicas específicas para llegar a acuerdos y establecer consecuencias, igual se manejan las técnicas contra el "bullying" de las que he hablado en mis conferencias a colegios, los acuerdos entre grandes empresarios y equipos de trabajo y la armonía entre padres e hijos y relaciones de pareja.

Soy una fiel creyente de la comunicación asertiva y efectiva, que no deja suposiciones, ni adivinaciones en juego, que habla claro, oportuno, a tiempo y respetuoso; son y serán el motor de todas las relaciones.

Don Miguel Ruiz en su libro Los Cuatro Acuerdos, en su acuerdo tres "No Suponer", mencionaba que si tan solo dejáramos a un lado las suposiciones y preguntáramos, hablando claro para llegar a nuevos y mejores acuerdos en pro de la armonía, el mundo y las relaciones serían totalmente distintas.

La época de la adivinación, murió hace muchos siglos y en muchas hogueras. Esta es una época de hacer frente con comunicación y acuerdos claros.

Entonces estar enojado es válido y bueno, porque nos hace estar alerta para poner límites con amor; y no es lo mismo estar enojado, que sentir odio, rencor, resentimiento, violencia o venganza; y al enojo hay que saberlo manejar, no controlar o evitar.

E = ENVIDIA

La última pero no menos importante de las emociones básicas, de las cuales ningún ser humano puede escapar, y que en algún momento de nuestra vida y ante alguna circunstancia, llegaremos a sentir y habrá que aprender a manejar, es la envidia.

Vamos a ponerle significado simple y claro a la palabra envidia: **"alguien tiene algo que yo quiero y no tengo"**.

Así de simple y sencillo, la envidia no es mala, cuando escuchamos decir a nuestros ancestros frases como "hay envidia de la buena, y hay envidia de la mala", no estaban del todo errados, solo no se supo aclarar el concepto.

Hasta ahora no he podido encontrar 2 palabras que distingan la emoción del sentimiento, pero sí te mostraré 2 posturas para identificarlos, una vertical y otra horizontal.

De manera vertical, sería la llamada "envidia de la mala", que quiere decir que alguien está arriba y yo estoy abajo, casi con la entonada de *"pobrecita o pobrecito de mi"*.

Este es el papel puro de VÍCTIMA, eso es ver la envidia con una intención o sensación negativa, y recuerda lo que produce la ley de la atracción, son tus intenciones y sensaciones, así que lo que atraerás serían más razones para seguir siendo víctima.

Si yo siento que alguien está arriba y yo estoy abajo, hasta por ley de gravedad, pesaría mucho tener que subir, nos costaría trabajo y ese peso nos limita.

Sin embargo, si yo veo la envidia de manera horizontal, sería la llamada "envidia de la buena" y esto es así por que alguien está antes que yo, no arriba de mí, suena, se siente y visualiza muy diferente.

Antes de mi hubo alguien que salió a explorar y a lograr eso que hoy quiero, así que después de primero sigue segundo, tercero, cuarto, quinto... Por consiguiente lo puedo alcanzar, y seguramente habrán detrás de mí, otras personas que también quieran alcanzarlo, entonces yo lo veo con la intención de un OBJETIVO o META para alcanzar, y esa es la postura óptima.

Pero arriba de mí, pesa, me frustra, me atemoriza y nada de eso motiva mi accionar, eso sería ser víctima y quedarme en sufrirlo, no en lograrlo.

Si una persona es afortunada en haber logrado algo que quiero, soy más afortunado, porque me abrieron el camino, me mostraron que sí se puede, por dónde sí, y por dónde no; realmente me motiva, me inspira a hacerlo, se convierte en un objetivo posible, no en algo frustrante, y esa es la gran diferencia.

La envidia vista bajo su perspectiva negativa, es entonces una declaración abierta de inferioridad, de quien no sabe apreciar la luz que le alumbra el camino, aunque esta luz sea de otro.

Por ende *haz y desea el bien a quien te envidia*, porque aunque sea inconscientemente está viendo y reconociendo tu luz. Que eso no te moleste ni te distraiga, porque es una responsabilidad social mantener tu brillo, ya que no sabes con ese brillo, a quién más le estás alumbrando el camino, y puede que aprecien y aprovechen tu luz para avanzar y crecer.

Libérate de la necesidad de caer en la postura de víctima, mejor bendice lo que quieres, y no quieras exactamente y literalmente lo que otra persona tiene, busca producir y tener lo tuyo en similar; de lo contrario estarías cayendo en la carencia, y el mensaje que le enviarías al universo es que no eres capaz de producir algo para ti. No busques caprichos, busca objetivos de crecimiento, los berrinches por caprichos, pagan un precio muy alto en el plano emocional.

SOLTANDO EL CONTROL

Después de haber explicado cada una de estas 6 emociones básicas de las cuales ningún ser humano puede escapar, te habrás dado cuenta que evadirlas o pretender controlarlas, es el más grave error que nos trae consecuencias emocionales, no gratas a la larga.

Es por ello que quiero cerrar el capítulo explicándote la diferencia entre esperanza, objetivos y expectativas, que aprendí de la autora Martha Alicia Chávez, conceptos que en letras anteriores te he mencionado, y que considero importantísimos; una vez que los tengas claros, mejorarán la manera de manejar tus emociones.

Contesta con honestidad la siguiente pregunta:
Si tuvieras que eliminar una de estas tres palabras
¿Cuál eliminarías?

- ESPERANZA
- OBJETIVO
- EXPECTATIVA

¡Dije con honestidad!

Por lo general, las personas eliminan la expectativa.

Si eliminaste la esperanza, te recuerdo la frase *"la esperanza es lo último que muere"* y ya la has matado desde el principio.

Realmente lo que hay que eliminar es la expectativa, pero curiosamente con tantas sesiones, y hacer esta pregunta, descubrí que por lo general se tiene casi el mismo significado entre las palabras esperanza y expectativa, y que es, *"esperar que las cosas salgan como me gustaría".*

De forma disfrazada cuando definen esperanza me dicen, es tener Fe, Confianza, *"confiar que algo bueno pase".* Luego luego les pregunto ¿Si no pasa algo bueno, ya se perdió la esperanza?

Allí está el dilema, equiparamos esperanza con expectativa, y la expectativa es CONTROL, un pensamiento mágico de que las cosas sucedan como yo quiero, cuando yo quiero, con quien yo quiero, y de la forma que yo creo deben de ser.

La expectativa es sufrimiento y como dije anteriormente, hay en particular 3 expectativas que hacen sufrir a los seres humanos y que recapitulo nuevamente:

1. Que no existan cosas malas, cuando como opuestos complementarios, lo malo existe para valorar lo bueno.
2. Que me amen como yo amo, cuando las personas solo pueden amar como son.
3. Que la gente actúe (incluyéndonos) como creemos deberíamos actuar y aquí es donde

entra la frustración emocional que tanto he explicado.

Soltemos pues la expectativa del control, tengamos esperanza (que es la oportunidad que tenemos de hacerlo distinto, igual o mejor, mientras tengamos vida, una realidad independientemente de nuestros deseos); centrémonos en objetivos o metas concretas que nos permitan mantenernos en movimiento y plantear dirección, para aprender y disfrutar el camino (no para que se cumplan forzosamente como yo quiero, lo que nos llevaría nuevamente a las expectativas).

Una noche en el círculo de lectura de unos amigos escuché y reflexioné mucho de lo que me explicaba Roberto, y recuerdo cuando comentó sobre las virtudes teologales del cristianismo, Fe, Esperanza y Caridad, que en un principio fueron Fe, Esperanza y Trabajo.

Entendiéndose Fe como *"la firme creencia de que algo es y está"* (y la oportunidad de vida, la seguirás teniendo mientras vivas, el regalo sigue dado); Esperanza *"el deseo de alcanzar el objeto de Fe"* (siendo válido tener deseos por cumplir y marcarlos como destino), y Trabajo *"poner los medios para realmente alcanzarlo"*, aquí comprendemos claramente que la Fe sin acción no es Fe, sino ilusión o pensamiento mágico, la Fe nos debe llevar a la acción.

Así que la esperanza y los objetivos, nos mantienen en movimiento para alcanzar nuestro destino trazado: sin expectativas, sin sufrirlo, sin aferrarnos, sin controlar o frustrarnos si las cosas cambian o no suceden como esperábamos; porque aún podemos disfrutar del viaje, de la oportunidad de vida que aún tenemos, y todo el manejo emocional que te he explicado hasta el momento juega un papel indispensable para poder disfrutarlo.

Mucho de lo que hay que aplicar para no caer en la "Ley de la Resistencia" o "Efecto Resorte", para dejar a un lado la postura de víctima. de sufrimiento, y para aceptar y reconocer las emociones como el mecanismo de alerta que nos fue dado, para ser mejores seres humanos y crecer emocionalmente; se resuelve soltando las expectativas y el control, y asumir que existen técnicas para ir practicando y reprogramando.

CAPITULO 3: EMOCIONES ≠ SENTIMIENTOS

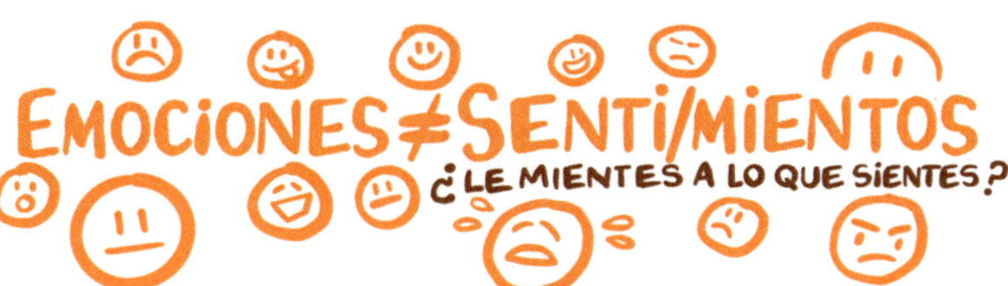

EMOCIONES ≠ SENTI/MIENTOS

¿LE MIENTES A LO QUE SIENTES?

NOS ALERTAN

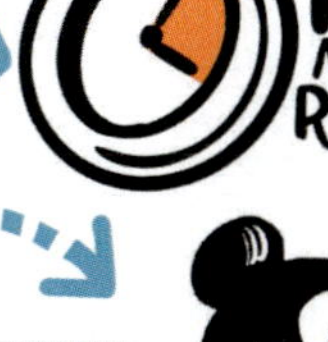

TARDAN 15 MINUTOS EN REGULARSE

¿QUÉ SIENTO?
¿QUÉ NECESITO?
¿QUÉ POSIBILIDES TENGO?

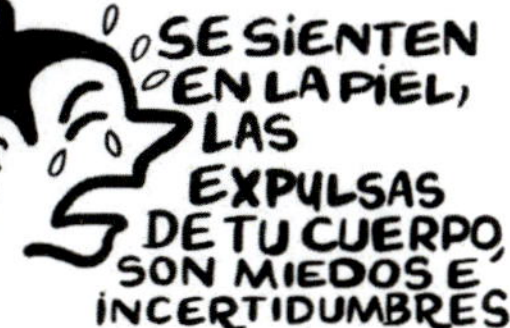

SE SIENTEN EN LA PIEL, LAS EXPULSAS DE TU CUERPO, SON MIEDOS E INCERTIDUMBRES

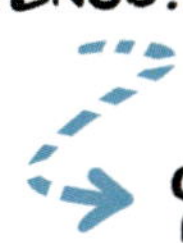

SE MANEJAN CON UN PLAN ESTRATÉGICO

A M A T E E

AMOR	MIEDO	ALEGRIA	TRISTEZA	ENOJO	ENVIDIA
COMPARTE SIN CO-DEPENDENCIA	TE MANTIENE ALERTA, SIRVE PARA MOVERTE CON ESTRATEGIA	DISFRUTAR DEL CAMINO APRENDIENDO TRAE PAZ	PRUEBA QUE LAS COSAS TE IMPORTAN, SIRVE PARA REPLANTEAR TUS OBJETIVOS	PÉRDIDA DE CONTROL ¡SACA TODO! SIRVE PARA NEGOCIAR Y ACORDAR, SIN VENGANZA, RENCOR O VIOLENCIA	SABER ESPERAR Y TRABAJAR POR LO QUE QUIERO, NO ERES UNA PIEDRA, PUEDES SENTIRLA

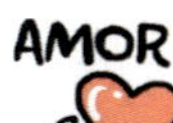

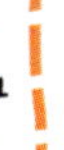

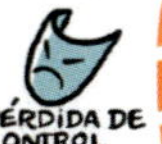

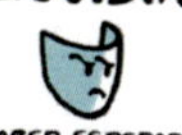

CAPÍTULO 4: CÓMO SACAR LA BASURA EMOCIONAL PRUDENTEMENTE, TÉCNICAS Y ESTRATEGIA.

Ahora sí, el capítulo que estabas esperando. Ese capítulo donde te responderé ¿Cómo mentar madres con estrategia? En otras palabras ¿Cómo sacar la basura emocional prudentemente?

Hemos estado desarrollando durante la lectura que las emociones sirven para identificar y saber ¿Qué sientes?, y así encontrar lo que necesitas y posteriormente pasar a la acción estratégica y asertiva. Y que muchas veces pretendemos por programación cultural, reprimir lo que sentimos, o ni siquiera querer observar o reconocerlo, lo cual genera consecuencias poco benéficas.

Una de las programaciones más fuertes que hemos heredado es la de aprobación, pretendiendo a toda costa *"ser buenos"* para ser aprobados incluso inconscientemente, *como si ser buenos fuera sinónimo de perfectos, y perfecto significara "no sentir cosas negativas"* o *"no tener basura emocional"*, y ya vimos que eso es humanamente imposible.

Por eso pretendemos reprimir, y nos decimos cosas como ¿Cómo puedo sentir esto negativo, si debería estar agradecida por otras cosas, o si han sido buenos conmigo? Intentas reprimir lo negativo que ya sientes, y luego no sabes cómo manejarlo.

Cuando reconocemos que sentirlo es "normal", sin enjuiciarnos, (es decir sin castigarnos o golpearnos duramente), reconociéndose como una condición humana y no de un "bicho raro", se siente que quitas un gran peso de encima y se facilita el proceso de liberación y limpieza prudente.

Al permitirte reconocer que puedes equivocarte y que lo importante es recobrar, recuperar, restablecer un estado de armonía y paz (ser resiliente), disfrutas mejor el proceso de aprendizaje y crecimiento, para posteriormente comprender sin criticar o enjuiciar las acciones de otros y soltar, ejerciendo la capacidad de discernimiento y elección (juicio bien entendido) de un nuevo enfoque.

Así que, la primera estrategia que debemos aplicar es "identificar".
¿Qué sientes? y ¿Dónde se siente en tu cuerpo la emoción?
Y manejar dicha emoción de forma específica.

Mi sugerencia es llevar un registro y empezar a conocerte, relacionando todo lo que te expliqué en los capítulos anteriores, a fin de identificar si son emociones, o si ya pasaste al sentimiento e iniciar a trabajarlo.

En mi taller **MME "*Mentando Madres con Estrategia*"**, el objetivo es acompañarte, para ayudarte a identificar la emoción que estás sintiendo, y reconocer incluso otras más, que no tenías consciente, al escuchar o simplemente percibir lo que sienten otras personas.

Ahora, raíz es raíz, y todos requerimos una técnica básica que funcione desde lo más profundo. Así como el jabón, el shampoo, la toalla y el estropajo son de gran apoyo cuando queremos hacer un baño profundo, o agradecemos la presencia de un WC cuando la necesidad se presenta, y no nos enojamos, ni discutimos por tener que limpiarnos; así mismo debería ser con todos los sentimientos que nos guardamos. Así que de allí, la gran pregunta de éste capítulo:

¿Cómo sacar la basura emocional de tu mente y tu corazón?

Entendiendo como BASURA EMOCIONAL, *todos los sentimientos* que te mencioné en el capítulo anterior y que no nos sirven de nada, más que para distraernos, debilitarnos y robarnos la energía que requerimos para crear esa tan anhelada paz que todos merecemos, pero pocos trabajamos diario.

Tal vez para muchas personas pueda parecer innecesario, ridículo, penoso, tonto, vergonzoso e incluso improductivo aprender y poner en práctica herramientas y estrategias para sacar la basura de nuestra mente y nuestro corazón; pero llevo años comprobando en cada sesión, coaching, conferencia y taller que una vez que lo hacen, se sienten liberados, ligeros; es más, muchos me han comentado que hasta bajan unos cuantos kilos, lo que me ha hecho afirmar que algunos kilos del peso de tu cuerpo, son definitivamente emocionales, esos también se tragan y los venimos cargando.

Pensemos lógicamente lo siguiente.

¿Podrías decirle a tu pareja, el día de tu cena de aniversario, que como estás tan cansado o cansada por haber tenido un largo día de trabajo, has decidido dejar en la casa a tu cuerpo acostado, para que descanse, y que a la cena lo acompañará tu corazón y tu mente, que también son importantes?

¿Lo harías?

¿Se podría?

La respuesta obviamente es no.

Aunque tengamos muchas ganas de poderlo hacer, es imposible; somos como la limonada, ya venimos preparados y los ingredientes están juntos sin poderse separar. La limonada tiene agua, limón y azúcar, y no podríamos decirle a alguien que se tome su vaso de limonada, separando el limón del resto de los ingredientes. Nosotros somos iguales, estamos formados por mente, cuerpo y emociones, nos guste o no, y hay que trabajarlos en ese sentido como un hermoso trisquel.

Hemos escuchado que existe "comida chatarra" y usando esa analogía también hay "pensamientos chatarra", los cuales debemos evitar ingerir; también existen "sentimientos chatarras" que deberíamos evitar tener, pero a los cuales muchas veces nos aferramos en sostener.

Cuando estoy impartiendo una conferencia o una consulta, lo principal que busco es lograr que reconozcas el apego que como seres humanos sostenemos al papel de víctima, cayendo en la figura del "*anómalo*"; al explicarles esto veo en la mayoría de sus rostros cómo van comprendiendo algo que aún no tenían claro estaba presente en lo más profundo de su programación, impidiéndoles la armonía que deseaban.

Mi misión es enseñar a limpiar lo que traemos desde la raíz, pero una vez limpios lo más importante es estar consciente de evitar ensuciarse, eso es sabiduría y si llegarás a ensuciarte limpiar rápidamente y evitar acumular.

Piensa en esto, estás en una carrera de motos y vas limpio, pero cae lodo sobre ti, eso, hasta es divertido un rato, embarrarte de lodo y convivir con otras personas que están igual que tú. Pero una vez que te limpias, y que te costó un esfuerzo hacerlo, ya no te quieres volver a embarrar y respetas que los demás no estén limpios, pero no te permites volverte a ensuciar, porque elegiste esa comodidad.

Esa es la actitud emocional, que estoy buscando con este libro en cada uno de mis lectores, y aquellas personas que quieran profundizar y deseen aprender a limpiar, prevenir y mantener una higiene emocional continua, les invito a asistir a mi taller **MME** ***"Mentando Madres con Estrategia"****, o a mis sesiones individuales de coaching.*

Por ahora me enfocaré en ese primer regaderazo que después de muchos años sin bañarte de forma emocional te darás; muchos creen que si ya lo hicieron una vez, con esa basta, ya que no les gusta remover viejas heridas; siempre contesto que si supieran que todo está súper limpio, no les daría miedo ni pereza abrir las puertas y revisar si de verdad sigue limpio, o si hay alguna rata o cucaracha nueva o vieja que limpiar.

Además nos ensuciamos todos los días, hay circunstancias que nos pueden recordar viejas heridas y eso es normal, lo anormal es no hacer nada para volver a limpiar.

Contesta honestamente las siguientes preguntas:

¿Te bañaste ayer?
¿Te bañaste hoy?
¿Te bañarás mañana?
Si la respuesta a las tres fue sí.....
¿Porqué te vas a bañar mañana si seguramente te bañaste muy bien ayer y hoy?

Tal vez estés limpio, pero indiscutiblemente nos gusta bañarnos diario, no porque es una obligación, ni para agradar a los demás, ni porque es una regla que hay que cumplir; sabemos que si no nos bañamos, no nos morimos, pero lo hacemos simplemente para sentirnos frescos, despiertos, a gusto con nosotros mismos, lo cual entonces se refleja en una armonía y paz con los demás.

Esa es la misma razón por la que MERECEMOS aprender a limpiar y sacar la basura de nuestra mente y de nuestro corazón, con frecuencia.

¿Por qué entonces es tan importante sacar la basura mental y emocional?

La respuesta es muy simple pero profunda, la basura emocional nos revuelve, nos distrae de nuestros máximos objetivos, nos hace ser víctimas; y a NADIE le gusta estar con alguien que es víctima, a NADIE. Así que mantente alerta y detecta secuestros mentales y emocionales en ti y te distraen.

Otra razón para hacerlo, es que al estar limpia tu mente, encuentra un espacio para tener claridad estratégica, creatividad y elaborar un plan de actividades congruentes y consecuentes para emprender un camino mejor, en algún área de tu vida. Así que hasta tu productividad mejora.

He encontrado que muchas veces el autosecuestro emocional, el papel de víctima y todos los sentimientos que guardamos, son la excusa perfecta, para escudarnos y echarle la culpa a otros de nuestro "no crecimiento", de allí que muchas veces afirmo, que no le tenemos miedo al fracaso, sino al éxito, y vivimos con excusas y sentimientos que no dañan a otros, que éstos por más daño que nos hayan hecho, si los guardamos dentro, nos daña a nosotros mismos, y nos hacen perder un valioso tiempo para crecer.

¿Cómo detectar que he sido secuestrado mental y emocionalmente?

Te voy a compartir una estrategia que debes tener muy presente para que una vez que lo detectes puedas salir de ahí.

Cuando te escuchas diciendo algo similar a esto:

¿Porqué a mí?

Siempre me pasa lo mismo...
Mira lo que me hicieron...
Mira lo que me están haciendo...
No es justo...
La vida es injusta...
Los demás tienen más suerte y yo no...

entre otras más, que seguro ya captaste el concepto al que quiero llegar, y si te ha sucedido, ya has sido presa de un secuestro emocional.

Te recuerdo que la gente no te hace cosas, HACE cosas; que si la basura de otro cayó en tí, ya es TU basura, no pierdas tiempo y limpia o sácale provecho en un aprendizaje, porque aún en la peor basura, si quitas los pensamientos negativos podrías encontrar grandes tesoros; sino pregúntale a las personas que reciclan, o a los que hacen abono o composta, o a aquellos que encuentran tesoros que reparar.

Todo lo que tiras a la basura (incluyendo personas y relaciones) nunca se pierde, alguien más puede tomar y transformar lo que tu dejaste pasar, así que la basura se saca sin enjuiciar o criticar, sólo reconoces que a ti no te funciona y decides SOLTAR, sí... soltar lo que no te funciona, y alejarte de aquello que no te hace bien, pero en amor. Aprendí hace muchos años que vale mucho más SOLTAR EN AMOR, para que *esa basura se transforme en luz dentro del universo.*

. . .

Así *te sentirás que eres un transformador, un procesador, que todo lo malo que pueda entrar en ti, tú lo procesas y lo sacas transformado en luz.* Esa ha sido mi finalidad y mi mayor objetivo con todo este enfoque de "***Mentando Madres con Estrategia***".

Pero la basura definitivamente primero es eso "basura" y NO PUEDES NEGAR A VECES QUERER GRITAR Y MENTARLE LA MADRE Y RECLAMAR LO QUE CREES TE HIZO DAÑO, eso ya lo sientes y sí se debe sacar, pero *a conciencia* para limpiar y luego transformar. Es por eso que primero reconocemos la molestia y mentamos madres, "*sin lastimar*", para poder reestructurar.

Recapitulando, sabemos que una casa produce basura, por más limpia que sea. Nosotros emocionalmente también producimos basura, y por más que lo queramos reprimir, esa basura tarde o temprano explota o implota, es recomendable sacar la basura para que no nos dañe, pero no para dañar a los demás.

La basura no se tira en cualquier lugar, la basura de nuestras casas no la aventamos en la calle, ni a nuestros vecinos en su cara, la ponemos en un lugar especial, así que aquí haremos lo mismo pero con la basura emocional.

Una de las características de las emociones que te mencioné en el capítulo 3, es que son tuyas y son privadas, así que tienen que manejarse en privado, no delante de las personas y que una de las técnicas infalibles para ello es PERDONAR.

Recordando que perdonar no es justificar, ni minimizar lo que pasó, ni olvidar (ya que olvidaríamos lo aprendido también), ni que te perdonen o te pidan perdón, ni cambiarlos, ni que se conviertan en tu persona favorita, o irse de café y platicar del tema; el perdón es para liberarte tú y que la otra persona se convierta en "punto muerto", es decir que saber de esa persona o recordarlo "no te afecte".

Perdonar es entonces cambiar tú y darle a los demás la oportunidad si lo eligen de también cambiar, recuerda la frase *"cambio yo, cambia mi mundo".*

Pero ¿Cómo poder perdonar si es tan difícil?

Mentar madres es una necesidad para vaciar, y el vacío es indispensable para perdonar. Así que aquí veremos la estrategia.

Lo que sí es una realidad, es que el perdón no se dice, se siente. Cuando quieres decirle a alguien que lo perdonaste, pedirle perdón a alguien de frente, que alguien te diga perdón, simplemente platicar sobre el perdón con quien crees te ha lastimado o esperas que la gente cambie, realmente no has perdonado, la frustración sigue y hay que seguir limpiando.

. . .

Primero *se siente* el perdón, sueltas en amor, y luego platicas o te comunicas si se requiere, esas también son estrategias que se realizan en mi taller **MME** ***"Mentando Madres con Estrategia",*** pues a muchas personas les cuesta comprenderlo y por ende hacerlo con sabiduría y prudencia.

Soy de la fiel convicción que no necesitas sufrir para dejar de sufrir, y que lo único que se requiere es una guía que nos ayude paso a paso para poder lograrlo.

Así que en este capítulo vamos a generar las herramientas y técnicas para iniciar la limpieza, ya que frecuentemente van a aparecer las emociones y estas técnicas no son para aplicarse una sola vez, sino toda la vida.

Vamos pues a lo que esperabas, la técnica de mis famosas "CARTAS PARA MENTAR MADRES CON ESTRATEGIA".

Es lo más profundo de mis técnicas, porque nos estamos yendo a la raíz, y ha sido el conjunto de varias técnicas mezcladas, que al final nos llevan a reconocer lo que sentimos y a no tragarlo, sino sacarlo como una manera de soltar y limpiar con fuerza, pero de forma ordenada.

¿Por qué escribir cartas?

Desde que estudié la carrera de Derecho, comprendí la importancia de escribir las cosas para que el cerebro lo entienda mejor, escribir te hace entender, y hablar o leer te hace comprender, "el ¡click! de los 20's que nos empiezan a caer".

Además en las clases de análisis de escritura, nos explicaban que las formas, los tamaños, trazos, posiciones y profundidad de las letras demostraban emociones fuertes liberadas en la expresión gráfica. Luego al estudiar PNL y ver la importancia de los anclajes mentales, que fijan y activan sistema reticular, la escritura terminó de convencerme era el mejor medio para aplicar una técnica importante.

Viviendo en Puebla, se me presentaron varias oportunidades, que fueron acumulando información y experiencia. Primero fue un curso que se había puesto muy de moda llamado "Empowerment", allí me hicieron ver y sentir que era importante sacar el coraje y trabajar con las raíces, trabajar a mamá y papá era indispensable, porque nadie es perfecto y a todos algo nos molestó de nuestros padres, pero también algo nos toca aprender de la historia y comportamiento de ellos.

Por eso entre las 5 cartas indispensables para mentar madres con estrategia, recomiendo hacer una carta a Mamá, y otra carta a Papá. Ya que incluso lo que no nos gustó de ellos, nos enseña a no ser como ellos, y eso para mí es lo que he nombrado "transformar herencias emocionales", y ser más responsables con las que heredaremos a nuestras siguientes generaciones. Una tercera carta recomendada es a tu pareja o parejas anteriores, ya que representan siempre un reflejo en la actualidad, como recordatorio de lo que no hemos trabajado aún de nuestros padres.

Posteriormente en un curso del libro de Ann P. Meyer "Diez lecciones para despertar la consciencia de Mujer", conocí la técnica para soltar y perdonar, aventando piedras y me gustó la frase que teníamos que repetir al hacerlo, pues en ella encontraba lógica, además vi maravillosos resultados en mi y en muchas mujeres, incluyendo mi madre; así que incluí en las cartas transcribir una frase liberadora donde entiendo que los demás solo hacen lo mejor que pueden con el entendimiento que tenían o aún tienen, y que no lo hacen para lastimarnos.

También recuerdo que aplicaba ese ejercicio en mis talleres y cursos, y un día descubrí sorprendentemente que una mujer estaba tan enojada con Dios, que empezó el ejercicio de las piedras diciendo "*te perdono Dios...*", allí me di cuenta que también era lógico y válido estar enojados con Dios, y que eso era a lo que más nos resistimos los seres humanos, ya que hemos crecido con la programación de que ¿Cómo vamos a estar enojados con Dios que nos ha dado tanto?, pero entonces *¿Qué hacemos cuando reconocemos que ya estamos enojados con Dios?*

Ese día ví por primera vez, cómo ayudar a alguien a vaciar asertivamente todo el enojo que traía hacia Dios, haciéndole ver que no era estar mal con Él; que Dios siempre es comprensivo y no castiga. Por el contrario, se alegra de que encontremos la forma de limpiar nuestra inconformidad, control, ego y molestia, para acercarnos renovados a Él.

Desde el momento que te haces las preguntas para detectar el secuestro emocional que te mencioné anteriormente, iniciando con la más frecuente "*¿Porqué a mi?, ya estamos enojados con Dios, la circunstancia o la vida, que es lo mismo.* Y simplemente si lo puedes pensar, lo puedes sentir, y si lo sientes te afecta. Y así es como incluí y recomiendo hacerle también una carta a Dios.

Posteriormente en una conferencia de Los Hermanos Linn, Sheila Fabricant Linn, en compañía de Matthew Linn y Dennis Linn; me hicieron el famosísimo "ejercicio del brazo", que tanto he aplicado en cada una de mis conferencias, y me demostraron la importancia de cuidar lo que piensas, dices, y sientes, y de cómo un sentimiento se queda horas debilitando nuestro cuerpo, por lo que había que asumir nuestra responsabilidad, si nos conectamos en negativo y liberarnos de nuestra propia carga y culpa.

Es por esto que la última y no menos importante carta básica incluida es la tuya, perdonarte a ti mismo y hacerte una carta para reclamarte y mentarte la madre, hasta el día de hoy, es la carta que más pesa y cuesta, por lo cual muchos olvidan hacerla.

LA FÓRMULA

Tenía claro por dónde empezar a trabajar pero no fue hasta que encontré en el libro "Los Secretos de la Mente Millonaria" de T. Harv Ecker una fórmula (que se convirtió en un icono fundamental para mis conferencias y terapias), que le dio estructura al proceso mental de perdón que estaba trabajando. La fórmula dice así:

PRO - P - S - A = R

Tu programación genera tus pensamientos; tus pensamientos, sentimientos; tus sentimientos, acciones; y éstas producen tus resultados.

Así que interpreté que si eso era una programación y yo quería reprogramar, requería utilizarla al revés, reprogramar y apoyar a perdonar, y la interpreté de esta manera:

R: RECONOCER UN RESULTADO FRUSTRANTE.

Hay un resultado emocional que nos frustra, no nos gusta y requerimos trabajarlo, es el camino para iniciar el ser resiliente.

A: ACCIÓN.

Hay que generar una acción que identifiqué sería "*mentar madres por escrito*", pues ya les he dicho que esas ganas no faltan, y no se pueden evadir u ocultar, y si tenemos ganas, hay que sacarlas; y lo haremos con fuerza y honestidad, pero prudentemente; así que la acción será hacer una carta mentando madres, siendo "brutalmente honestos", ya que a nosotros mismos no nos podemos mentir, ni engañar para pretender quedar bien y ser buenas personas, que es lo que muchos hacen al reprimir lo que sienten y que sigue allí dentro y daña.

S: EQUILIBRAR LO QUE SIENTO.

Posteriormente habría que trabajar el sentir, y la manera de equilibrarlo era entendiendo que la gente no te hace cosas, sino hace cosas, y al entender esto comprenderás, soltarás, respetarás, y asumirás la responsabilidad de liberar y liberarte, de perdonar y perdonarte, entendiendo que todos, incluyéndote, hicieron lo mejor que pudieron con el entendimiento que tenían, en ese momento que vivían, y que no te hubieran lastimado si TÚ NO "TE" LO HUBIERAS PERMITIDO.

Quiero dejarlo muy claro, "la gente es libre de hacer lo que se les dé la gana", eso no lo puedes controlar porque te frustrarías, solo que tú, eres libre de no engancharte, por eso es un llamado a decir YO YA NO "ME" LO PERMITO, y no un ya no "te" lo permito.

Un aspecto muy importante es asumir tu responsabilidad en este proceso, y respetar el proceso y la libertad de los demás. Aquí perdonas a la persona, no a sus acciones y sueltas, porque el beneficio es para ti. En mi taller **MME *"Mentando Madres con Estrategia",*** explico profundamente lo que es el perdón y lo que no significa perdonar, para comprender y sentir sus beneficios.

P: EQUILIBRAR LO QUE PIENSO.

Ahora es momento de equilibrar nuestro pensar y de hacer un verdadero anclaje mental.

El cerebro tiene 2 hemisferios, derecho e izquierdo. Con uno lees y con el otro escribes, así que lo que sigue es leer todo, desde la mentada de madres hasta lo que se transcribe, para tener el cerebro completo, equilibrado y anclar mejor.

PRO: RPRO = REPROGRAMAR.

Y por último llega el momento de reprogramar, y la mejor manera de hacerlo es con el anclaje mental por excelencia desde épocas muy antiguas, ***el fuego***, hay que quemar la carta. Nadie la debe leer, las cartas no se guardan y mucho menos se entregan, ni se comparten para lectura, las cartas se queman.

Está comprobado psicológicamente que cuando entierras el cuerpo de un ser humano, el proceso de duelo dura mínimo

3 años, ya que tu cerebro sigue pensando ¿Se lo van a comer los gusanos?, ¿Sí estaba muerto en verdad?, ¿Se estará mojando con la lluvia?, ¿Lo voy a tener que abrir después? y la típica latina "No lo has ido a visitar", "No le has llevado flores"...

Sin embargo, cuando lo incineras o cremas, el proceso de duelo se reduce a 1 año, ya que queda el dolor, pero se elimina todo el sufrimiento, ya no hay más nada que pensar, el Génesis, capítulo 3, versículo 19 nos lo reafirma *"Hombre, acuérdate que del polvo vienes y en polvo te convertirás"*, una vez quemado no hay más proceso terrenal.

Pues eso mismo ocurre en tu mente cuando quemas las cartas, ya que si las rompes, alguien las puede pegar, si las tiras o guardas, alguien las puede desdoblar o encontrar, y la idea es que tu cerebro ancle que se ha ido, que sueltas, liberas, que limpias a profundidad.

Los resultados que he visto son mágicos, hay personas que al hacer las cartas hasta bajan de peso como dije al inicio, sienten una liberación, literal un peso menos en sí. Por eso creo y confío en esta técnica que me ha funcionado por años y que he aplicado, tanto en mis sesiones individuales, como en los coaching empresariales y en mi taller.

Créeme que sí funciona mentar madres con estrategia, y puedes hacer tantas cartas sientas se requieran para sentirte mejor, esto sería un baño profundo.

Ahora bien, eso no te libera de que algo ocurra en tu vida, se rocen viejas heridas, te vuelvas a conectar y requieras volver a hacer cartas. Recuerda que te bañas todos los días, por ello yo agrego a la fórmula un paso muy importante:

M <— RPRO - P - S - A = R

M: MANTENIMIENTO.

Winston Churchill sugería un ejercicio diario de limpieza emocional, pues reconoce que diario nos suceden cosas que no podemos controlar y nos hacen sentir molestos. Tiene toda la razón, pues si no limpiamos, la mugre se va acumulando y limpiar se vuelve un poco más complicado.

Aquí entran todas las técnicas que hemos aplicado durante años, y que sí funcionan, pero no como un ejercicio profundo de anclaje o reprogramación, sino como un ejercicio de mantenimiento, entre las más conocidas tenemos:

- Ejercicios de respiración y relajación.
- Tapping.
- Masajes relajantes.
- Nadar.
- Aroma terapia.
- Terapias con caballos y delfines.
- Ejercicios físicos.
- Aventar piedras al mar o al vacío.
- Repetir decretos, y/o gritar frases motivantes al iniciar el día.
- Usar posturas de poder en tu cuerpo cada mañana.
- Ver películas que te permitan llorar y

sensibilizarte y darte cuenta que no pasa nada malo al hacerlo.
- Hacer anclajes soltando flores en un río o corriente o lugar alto y dejar fluir e ir.
- Gritar en un lugar abierto como desahogo.
- Reparar u ordenar cosas.
- Alimentación a base de proteínas y grasas naturales.
- Sonoterapias.
- Yoga.
- Meditaciones, y otras que te hagan vaciar la emoción.

Recomendé en el capítulo anterior no alimentar el enojo que sientes, y mencioné que no recomiendo las terapias de golpear algo, las que utilizan un bate o un costal de boxeo, ya que en mi experiencia alimentan en el cerebro el enojo e involucra un contacto físico contigo, prefiero todas aquellas donde la programación sea absolutamente de soltar y vaciar sin un impacto físico en ti.

Todas ellas claro que funcionan, pero no limpian de raíz ni reprograman, son de mantenimiento y mejora continua y puedes elegir las que gustes.

Sin embargo hay 2 que para mi son básicas y vitales para aplicar diario, y son tan sencillas que se hacen en casa y en pocos minutos de tu día:

1. La más poderosa ***Orar y Agradecer***. Hay nuevas técnicas para hacerlo y que el cerebro y tu alma de verdad lo ancle, lo sienta y lo trascienda. Si te mantienes agradecido, no te conectas con lo que

otros hacen y verías todo como una lección de mejora continua.

2. Mi ya reconocido por quienes me siguen en redes sociales como (@chettamotiva) ***Ejercicio de La Pasta de Dientes.***

Una de mis técnicas favoritas de mantenimiento. En todo lugar hay un baño, así que ese es para mí, el mejor lugar para ir a sacar la basura del día, ya que éste ejercicio es privado, por eso recomiendo que lo hagas sentado en la taza de un baño, y no es ilógico que vayas allí para sacar tu basura, así es más fácil que el cerebro lo crea y lo ancle.

De hecho así surgió esta idea, un día antes de una conferencia estaba muy molesta, y se me hacía incongruente salir a hablar de actitud positiva estando enojada y habiendo discutido como lo había hecho; así que antes de empezar fui al baño, era tanto mi coraje que apreté todo mi cuerpo mentando madres, sin emitir sonido, solo gesticulando sentada en aquella taza, y al terminar me sentí tan relajada, que lo repetí varias veces y me sentí muchísimo mejor y liberada.

Al salir y dar mi conferencia comprendí que la actitud positiva no es estar contento todo el tiempo, que somos humanos y que lo importante no es no enojarse, sino recuperarse rápido.

Desde entonces antes de cada conferencia, hago una parada para sacar cualquier basura emocional, es lo que hace que mi público me pueda ver con la energía positiva que tanto les gusta les transmita. Cada vez que sientas que la emoción llega a ti, vacíala para que no se acumule.

Este ejercicio sirve para antes de un examen, de una cita de trabajo, de una entrevista, una plática familiar, una venta o negocio, una discusión, entre otras situaciones más, donde cualquiera de las emociones que te expliqué el capítulo 3 puede hacer su aparición.

¿Cómo y porqué funciona este ejercicio?

Imagina que tienes una pasta de dientes cerrada y la aprietas de abajo hacia arriba y luego la abres. ¿Qué pasa con la pasta?

La pasta se desborda, y eso mismo queremos lograr en nuestro cuerpo, cuando la energía está oprimida dentro, lo que queremos es sacarla y desbordarla, así que si te sientas en la taza y comienzas a apretar de abajo hacia arriba, y a la vez vas gesticulando aunque sea sin voz, como si estuvieras mentando madres o reclamando, y apretando tus músculos cada vez más, y más, hasta quedarte sin respirar y luego sueltas... sentirás un gran alivio de inmediato. Mi sugerencia es hacerlo 3 veces seguidas.

La idea es ir pensando en todas las cosas negativas que sientes y aprietas pies, tobillos, piernas, rodillas, muslos, glúteos, y cuando llegas a la parte de la panza te encorvas y sigues apretando manos, brazos, cara, mandíbula, dientes, ojos hasta retener el aire y luego sueltas con fuerza relajado y dejando balancear tu brazos, como si te hubieses desinflado.

Éste es mi ejercicio Express, es el más rápido de mantenimiento, pero NO SUSTITUYE a las cartas, que son y serán el ejercicio más profundo, mágico y poderoso.

Te recuerdo la fórmula poderosa: ante un resultado frustrante, generas una acción de desahogo al mentar madres mediante la escritura, cambias tu sentir al no tomarlo personal, comprender y perdonar, equilibras tu pensar, y reprogramas al quemar, complementando con el mantenimiento continuo.

R = A - S - P- RPRO — M

Ten presente esta fórmula que practicada de manera consistente se hace indispensable para mentar madres con estrategia, y mantener una sana higiene emocional.

Mentar madres con estrategia tal vez te sonaba a dar cachetadas con guante blanco, a regresar elegantemente lo que te hicieron o como vengarte de forma diplomática, pero lamento decirte que no encontrarás nada así en este libro.

Aprendí algo mejor, entendí que cada quien da lo que tiene, y que jamás hay que pagar con la misma moneda, porque te igualas a esas personas, que siempre hay que pagar con un billete de denominación más alto, porque allí está tu valor.

Mi hija Fer de pequeña un día me dijo una frase muy sabia, “la violencia desencadena muchos problemas”. Y tiene toda la razón, y existe una herramienta más poderosa que es el Amor.

El amor te permite reconocer lo que sientes sin resistirlo, sacarlo prudentemente para no engancharte, ni embarrarte de lo que no te hace crecer, manejarlo con prudencia, porque ante todo TE AMAS, y liberar para poner límites pero con ese mismo amor.

Así que si tienes que elegir entre tener la razón, darte tu lugar, poner a la gente en su sitio y ser amable, elige indudablemente ser amable porque de eso estás lleno y eso quieres atraer, y repito CADA QUIEN DA LO QUE TIENE Y LO QUE QUIERE RECIBIR DE VUELTA.

A muchos les da miedo hacer las cartas, algunos se tardan casi tres meses en hacerlas, a pesar que era parte de su tarea en sesiones o en el taller y se rehúsan, el cerebro se resiste en salir de su zona mediocre de confort, necesita seguir en su papel de víctima y se auto secuestran.

Además muchos me preguntan, como si en verdad hubiese una respuesta ¿Cómo sanar sin volver a remover o entrar a aquellos recuerdos que tanto nos lastimaron? Pues la respuesta es una sola HACIÉNDOLO, nadie más lo puede hacer por ti, afróntalo.

Deja de guardar lo que no te sirve, saca ese coraje, frustración, miedo o tristeza que nos dijeron no deberíamos de sentir, pero que ya sentimos. Elimina esas ganas de "mentarle la madre" a alguien y sacar la furia y la frustración que ya tienes adentro, pero hazlo con estrategia y prudencia.

Entiende que cuando vacías la emoción que tienes adentro, vas a poder pensar con más claridad. Así que hay que vaciar eso que sientes que está adentro, y rápidamente vas a poder pensar con más claridad.

De allí que es más importante manejar la emoción (coeficiente emocional), que el mismo coeficiente intelectual. Alguien con un gran intelecto, si no sabe manejar la emoción puede que quede frenado en el camino.

Practica el manejo de tus emociones, no esperes a tener una situación difícil para empezar a practicarlos, se trata de ser precavido. Mencione anteriormente que en este mundo existen 2 tipos de postura en las personas admirables LOS INTELIGENTES Y LOS SABIOS. Que los inteligentes son los que resuelven problemas, pero que ser sabio es aún mejor, porque los evitan.

Cada emoción no trabajada y convertida en sentimiento, duele, lastima, nos hace sentir incómodos y hasta nos aleja de las personas, como si no nos bañáramos y nos diera vergüenza nuestro mal olor. Al no hacer limpieza interna, también apestamos y los que nos rodean también lo perciben con nuestro mal humor, falta de vitalidad y poca alegría.

Así que para mantenerte consciente de que no eres un bicho raro y que en algún momento, ante alguna situación, las emociones van a volver a aparecer y no son malas, consigue una piedra y hazte las siguientes preguntas ante ella:

¿La piedra, llora, se enoja, se frustra, siente miedo o ansiedad, se enoja o siente envidia? La respuesta obvia es NO, pero hazte ahora ésta otra pregunta y responde con profunda honestidad:

¿TE GUSTARÍA SER COMO LA PIEDRA?

Muchos ante esta pregunta me contestan que a veces sí, para no sentir, pero gracias a que puedes sentir eso que no te gusta, también puedes sentir otras cosas hermosas. La piedra nunca ha dado un beso, o bailado, o comido su comida favorita, así que gracias a que no eres como esa piedra, puedes sentir y crecer. Que la piedra sea un anclaje para recordarte lo valioso que es sentir. Recuerda que al bloquear el sentir y lo negativo que sientes, también bloqueas todo lo bueno que puedas sentir.

CAPITULO 4: CÓMO MENTAR MADRES CON ESTRATEGIA

CÓMO SACAR LA BASURA EMOCIONAL PRUDENTE-MENTE

M: MANTENIMIENTO Y MEJORA CONTINUA

R
RECONOCES UN RESULTADO QUE NO TE GUSTA

A
GENERAS UNA ACCIÓN
CARTA BRUTALMENTE HONESTA ¡MENTANDO MADRES!

S
SENTIR
PERDONAS SUELTAS Y LIBERAS

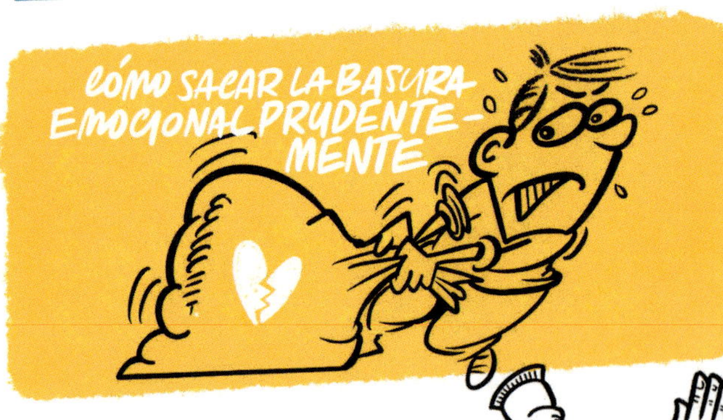

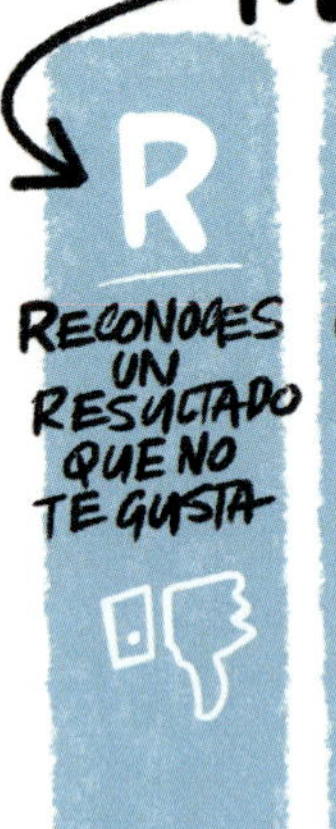

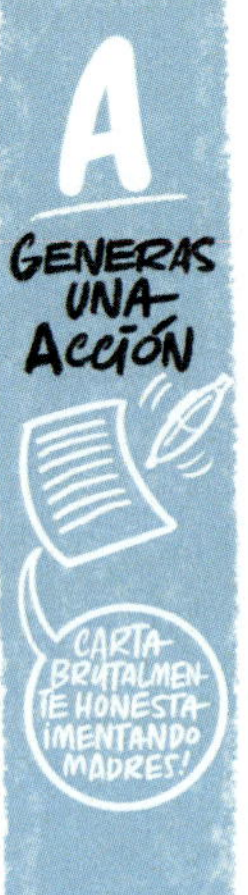

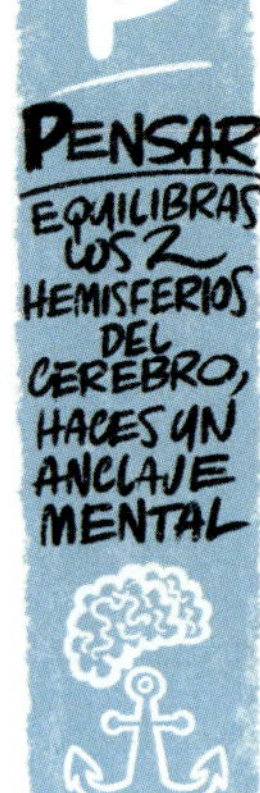

RE PRO
RE PRO GRA MAS

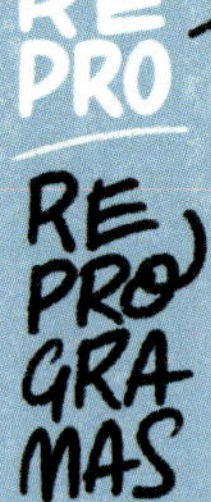

LA TAREA

¡Nadie se va de Chetta sin tarea, eso es una realidad!

Y esto lo aprendí de mi maestra de física en Secundaria, las tareas no son para mí, yo ya puse en práctica todos estos conceptos y he visto el resultado en mí y en todos mis pacientes.

Van a haber personas que se resistan al cambio, y espero tú no seas una de ellas.

Pero habrá quienes no quieran cambiar y sigan resistiéndose y manteniendo su papel de víctima ante la vida, e internamente quisieras que cambiaran igual que tú, y te lo comenté al inicio, no te distraigas, respétales su proceso, y respeta y sigue el tuyo.

Recuerda que vas a enseñarles con tu ejemplo, porque ***"no los quieres educar, les quieres mostrar un camino mejor"***, y ese es el uno de los lemas fundamentales de mi taller MME "***Mentando Madres con Estrategia***".

Así que recuerda:

- Tarea 1: identifica y reconoce las emociones en tí, y lleva un registro.
- Tarea 2: consigue una piedra y dibújale una cara feliz que te recuerde que gracias a lo que estás sintiendo, no eres como la piedra y puedes sentir cosas mejores.
- Tarea 3: elige una de las técnicas sencillas que te haga sentir bien y ponla en práctica frecuentemente, al igual que el ejercicio de la pasta de diente, orar y agradecer.
- Tarea 4: Inicia haciendo mínimo 5 cartas, Mamá, Papá, Dios, a tí, y si tienes pareja, a tu pareja o a tu última pareja, siempre son un reflejo de lo que no hemos sanado de nuestros padres. Hazlo con el procedimiento que te indiqué, una por una.

¡Tu vida cambiará para mejor, radicalmente!

Sólo terminaré diciéndote que te expliqué conceptos, te presenté las estrategias, te felicité por dar este primer paso de conocimiento. Ahora te toca a tí, decidir y comprometerte en salir de la mediocridad y de tu zona de confort emocional, ACTUANDO.

También reconocí que lo más difícil para los seres humanos es elegir y tomar decisiones, porque desde pequeños siempre nos dijeron lo que había que hacer, por eso nuevamente te recuerdo que aparecerá recurrentemente el miedo en cada una de las decisiones, pero espero y confío que estés lo suficientemente cansada o cansado, para elegir el cambio y empezar a practicar lo aquí aprendido.

Ya no hay excusas, hoy hay mucha información incluso gratuita en redes sociales, no es algo exclusivo para unos pocos, ahora solo depende de ti verdaderamente querer una vida más ligera.

Empieza con estas sencillas tareas. La vida es como un video juego y hay niveles, ve avanzando día a día al practicarlo, eso te mantiene en el camino, practicas, corriges, aprendes, prevés y creces; hazlo simplemente "*porque te da la gana*", por elección, porque lo MERECES.

No es fácil, pero vale la inversión de tu tiempo, eso te lo garantizo, para ello repite diario y con fuerza mi decreto favorito:

¡QUIERO, DESEO Y ME LO MEREZCO!

MI RECONOCIMIENTO

Fue un verdadero placer para mi acompañarte con estas líneas, antes de terminar quiero reconocer al Hotel Gamma Rincón de Santiago en Nuevo León, México, por refugiarme y llenarme de la linda energía que les rodea, donde me inspiré y concentré para terminar de escribir.

Al Dr. César Lozano por darme el privilegio de ser su amiga, y hacernos el honor de compartir las líneas del prólogo que antesala este primer libro, por la confianza que tiene en mi trabajo que me ha dado la fortaleza de saber que voy en el camino deseado para llegar a más personas de una forma honesta y útil. Gracias por ser una inspiración y modelo a seguir, te admiro y agradezco muchísimo, gracias por todas las oportunidades brindadas.

A David Motolinia por la hermosa imagen del logo de Chetta que tanto amo, y que diseñaste con el cariño y profesionalismo que te caracteriza, era un sueño verlo plasmado en un libro.

A Irving Varela, por apoyarme con su gran conocimiento y sabiduría en hacer la encuesta emocional, que nos brindó tanta información para los próximos libros que pronto estarán con ustedes. Infinitas gracias también por rescatar el escrito del libro que se había averiado y que me hizo poner en práctica de manera jocosa ese día, sin saberlo, cada una de las técnicas que aquí sugiero.

A Arturo Villegas por ser ese ángel caído del cielo que hizo posible a la brevedad la publicación de este libro y me mostró el camino para llegar a tantas personas.

A Jorge Merchan por los ratos tan amenos y divertidos escuchándome platicar sobre este libro, mientras dibujaba cada uno de los hermosos gráficos que aparecen en la portada y al final de cada capítulo como resumen - hecho arte, para cada uno de mis lectores.

A mis hermosas hijas Fernanda y Danna por aguantar mi mal manejo emocional todo este tiempo, desde aquel día en Puebla cuando se borraron todos los archivos de mi computadora y perdí mis fotos, recuerdos y lo que llevaba escrito del libro y me tiré literal al piso a llorar.

Ahora entiendo que todo es perfecto, que los tiempos son perfectos, y que hoy mis hijas se han convertido en las mejores maestras para recordarme aplicar todo lo que enseño, porque también soy humano y por ayudarme a recuperarme rápido para hacer de este libro una hermosa realidad. De allí mi frase: *"Nadie es perfecto, lo importante no es no equivocarse, sino recuperarse rápido"*.

A todas las personas que indudablemente fueron maestros y maestras que Dios puso en mi camino, porque de los no tan lindos, aprendí a no ser como ellos, y todos aquellos sentimientos que ante ellos sentí, eran indispensables para aprender a manejarlos y hoy compartir mis estrategias con tantas personas; y de los maestros y maestras lindos, aprendí que valen tanto las emociones positivas que me transmitieron, que son un ejemplo a seguir y un tesoro inigualable, por lo que vale la inversión del tiempo aplicar todas éstas técnicas para recuperarse.

A ti que llegaste hasta aquí conmigo, una vez más ¡FELICIDADES! Te deseo todo el Éxito y la Abundancia que mereces en este camino de Vida.

Y a Dios porque honro y valoro el permitirme la vida, la experiencia, el aprendizaje, y su infinito amor para seguir compartiendo.

¡Yo soy Chetta y nos encontraremos en el siguiente libro!

SEMBLANZA

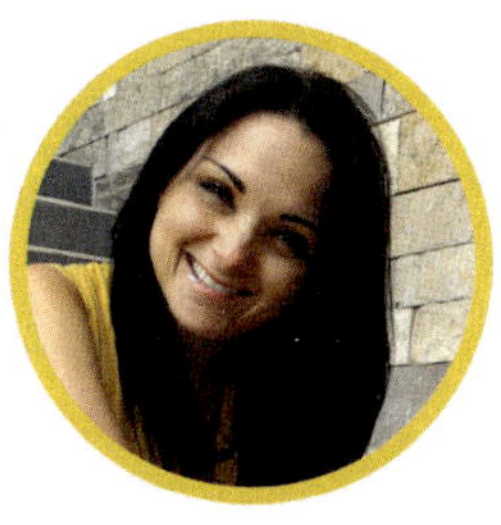

CHETTA (*para sus amigos, incluyéndote*).
Gracietta del Milagro Pulice Cossu
La mujer que conecta el corazón con la mente.

Estratega en Actitud, Conferencista Internacional, Autora Bestseller, Terapeuta Narrativa, Coach Mental y Emocional.

Una mujer, Panameña-Mexicana, de sangre italiana, Licenciada en Derecho y Ciencias Políticas, Técnica en Administración de Empresas y Finanzas, Orientadora Familiar Sistémica.

Escucha su podcast "*Motívate y Actúa con Chetta*" en Spotify.

Visita su sitio web chetta.tv
Email: contacto@chetta.tv

Síguela en sus redes sociales como @chettamotiva

facebook.com/Chettamotiva
twitter.com/Chettamotiva
instagram.com/chettamotiva
linkedin.com/company/chettamotiva
youtube.com/chettamotiva

TESTIMONIOS

"Mi esposa, mis hijas y yo, aprendimos como familia con Chetta y escribimos cartas para mentar madres con estrategia cada vez que enfrentamos una situación incómoda. Nos permite transformar los pensamientos en un proceso de liberación mental a través del reconocimiento. El ver el fuego al quemarla te da paz".

Irving Varela, El Venadito RB SA DE CV.

"Cuando descubrí con Chetta el ejercicio de las cartas del perdón, me di cuenta de lo liberador que es, ¡todos los psicólogos y coaches deberían usarla, ahorraríamos años de terapia!"

Fernando Lozano, Actor, Conductor de Televisa Monterrey.

"Al principio cuando me la encargó Chetta, yo muy valiente no pensé que fuera a ser algo complicado, y evidentemente me tomo algo de tiempo redactarlas, y dolor de cabeza antes de redactarlas, pero una vez que la lees y las quemas, la libertad emocional que sientes es impresionante, te relajas, si recuerdas la razón por la que escribiste las cartas la recuerdas de una manera más positiva, ya no duele recordar. Sientes que te quitas un peso emocional impresionante y esa libertad de peso emocional, se convierte en libertad de peso física, en esa semana baje 3 kilos."

Ramiro González, Sandler Training.

"El parteaguas entre una vida agobiada y de conflictos, y una plena y en armonía, está en RECONOCER, y Chetta y todas sus estrategias, son el medio que puso Dios, para lograrlo con muchas personas en la empresa y mi familia, justo en el tiempo que se tenía que hacer".

Alfredo Garza, Préstamo Feliz (Grupo Garsa).

Made in the USA
Middletown, DE
19 September 2022

10760189R00100